U0062085

防疫抗病保健方

崔紹漢 博士

新冠肺炎新病毒
中西結合可克服

歲次庚子秋日李振鏵書

鏤竹齋齋主　李振鏵先生題字

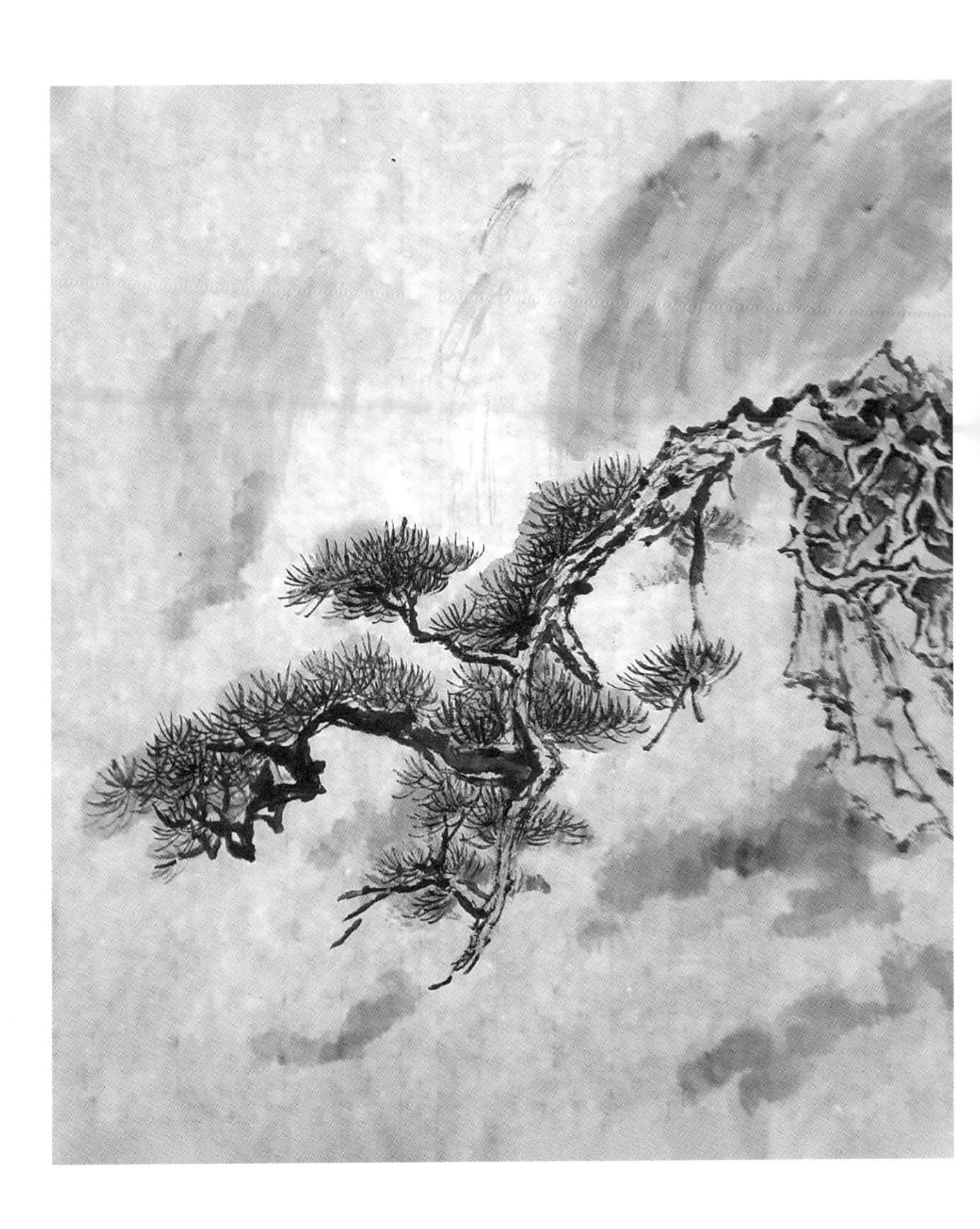

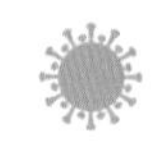
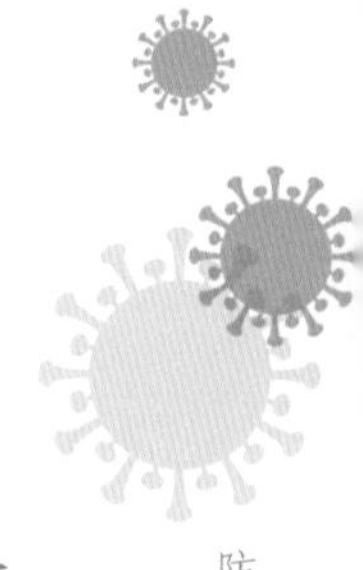

序：中西醫並肩戰「疫」

以往讀中國歷史時常看到瘟疫偶有在各朝代出現，引致死傷枕藉，但總覺得這是因為古舊社會的醫療科學不昌明，衛生知識薄弱，瘟疫才能肆虐。當我們現代人以為對大自然很有掌握時，二〇〇三年我們真真實實地經歷了一場瘟疫——「非典型肺炎」，這一場瘟疫頓時令我們手足無措、無耐、徬徨……這個慘痛的經歷一生人一次都太多了，萬萬沒想到在有生之年竟要經歷第二次瘟疫——「新冠肺炎」。

「非典型肺炎」出現至完結歷時約十個月，現代醫學有戰勝「非典型肺炎」嗎？還是最終憑「躲避戰術」令病毒傳播不下去而自然消失呢？當知道武漢出現大量肺炎個案而且病毒與「冠狀病毒」類似，香港人因為「非典型肺炎」的經歷仍歷歷在目，反應極度緊張，市面隨即出現搶購口罩、衛生紙等場面，惹得外國新聞相繼報道及竊笑！不幸地這個曾被竊笑的恐慌搶購物資場面陸續在外國出現，「新冠肺炎」這個疫情轉瞬間已遍延全球，速度之快，死亡人數之多，令很多從未經歷過瘟疫的國家措手不及，全球一下子陷入無止境的抗疫戰爭中。這個時候各國都慌忙去認識這個病毒，研究治病方案，進行疫苗研發。在未有治療藥物及預防疫苗出現前，各個政府只有採用「躲避戰術」，實施針對性防疫社交隔離措施，呼籲民眾各自做好健康管理及生活約束，避免感染；被感染的強制隔離治療，連至親都不能探望，情況實在無奈。

崔紹漢博士在《防疫抗病保健方》內闡述「新冠肺炎」是一個怎樣的敵人、如何防禦、治療方案發展到甚麼階段？「新冠肺炎」是個「公平的殺手」，無論貧富都不會有特別優待，惟有身體免疫力高的人才有優勢，「正氣存內，邪不可干」。書中細論自我健康管理的重要，列舉針對性抗疫良方，崔博士以個人規律生活為例子，強調實踐「動則生陽靜生陰」的原則，有好的體魄才有好的免疫

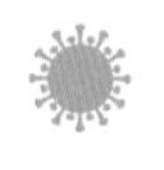
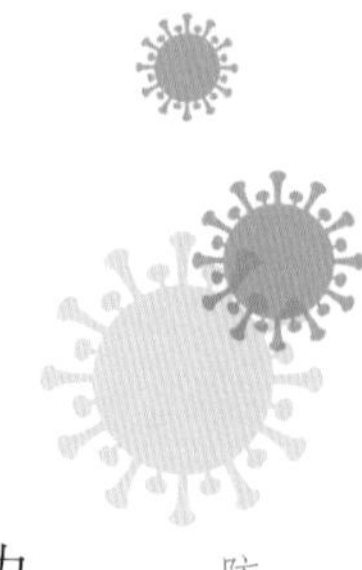

力，這就是最有效的預防感染及擊退病毒的方案。崔博士在書中特別提到驗身的重要，並列舉幾項主要檢驗項目，提醒我們對自身健康狀況要有真的了解，鼓勵科學化的個人健康管理。

確診治療方面，崔博士引用生物化驗數據分析現在應用的中醫藥對預防及治療「新冠肺炎」的方案及成效，對中藥如何有效輔助西藥治療以減輕病情、抑制病情惡化、加速復原等都有解述；「新冠肺炎」在中國有好的治療成效，一方面因市民肯配合公共衛生政策，遏止病毒傳播；另一方面是中醫和西醫共同並肩戰「疫」，發揮「中西醫藥結合並用的智慧」。

以科學數據去分析應用中醫藥治療的道理，並在章節之間加插中外趣聞，都是崔博士著作的特色，讓讀者在領略一個嚴肅的題材之同時又感受到幾分幽默及輕鬆，這亦都是我所認識的崔博士的個人風格。與崔博士相識於中國畫班，知道他每次上課都是從繁忙診所抽身出來，但每次進入課室時，雖是腳步急促（因為他多數都遲到），但總是神態自若輕鬆，笑容可親。崔博士習畫態度非常認真，自我要求嚴謹，在課堂內不斷求教及認真操練，但對同學間的對話又常會出人意表地「表達意見」，他的「意見」往往令人會心微笑，甚或捧腹大笑。崔博士習畫的認真感染我們後輩都不能鬆懈（甚至以他為「挑戰」目標）！本人習畫由原本只是興趣發掘，到現在認真探究，都是多得他直接鼓勵及間接推動，以及他身體力行的正面感染，多謝你，崔博士！深信崔博士在中國畫的成就必定會如他的中醫藥著作一樣精彩，令人期待！

前香港浸會大學（兼職）高級講師
現任晶晶教育機構總監
黃素嫺博士
二〇二〇年十一月

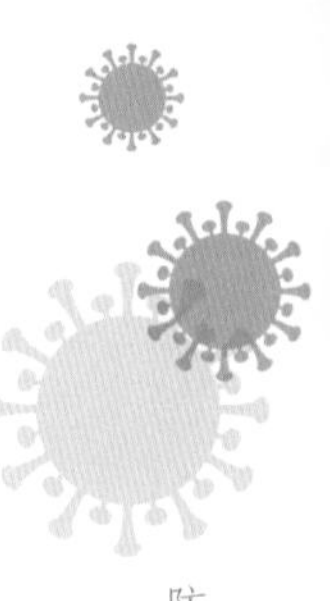

自序：「疫」境養生

困擾全球接近一年的新冠肺炎似乎仍未有消退之象，世界各地疫情此起彼落，一波接一波，人類的生活常態起了翻天覆地的變化。各國無論在政治、經濟、民生等方面都受到重大的衝擊。遺憾的是，直至目前為止，還未出現有效的防治方案和藥物，包括預防疫苗。有些國家／地區如紐西蘭、中國內地、台灣、香港、澳門等採取了非常嚴厲的封關和隔離措施，配合政府強制的防疫措施，包括居家工作、停課、限聚令、在公共地方須佩戴口罩等，令疫情得以舒緩或受控。反觀一些國家（主要是歐美等地區），由於文化思想的差異，人民大多崇尚個人自由，不願受到太多政府措施的限制；而部份國家領導人受到經濟衰退的制肘，亦不願推行比較嚴厲的政策去應付疫情，以致情況一發不可收拾，每天的發病率和死亡人數高處未見高。

疫情下除了具體生活的正常程序受影響外，人們的情緒亦大受衝擊。機構停擺、公司裁員、結業、失業、停學、禁足旅遊、親人受感染離世、自己受隔離等等，不一而足，都似乎困擾着你、我和身邊的人，情緒鬱結的問題，在疫情揮之不去的陰霾下，於不少人心中發酵，令社會氣氛充滿悶氣、晦氣和怨氣。

筆者因應新冠肺炎疫情的發展，根據由疫情開始出現，直至二〇二〇年七月香港出現第三波後的情況，搜集和分析與疫情相關的資料，從中、西醫學角度探討防疫方法和養生之道，並分享筆者和友人在疫情下的體驗和感受。

本書絕大部份內容曾經通過香港電台《清晨爽利》節目中的「健健康康在清晨」環節播出，或在《信報財經月刊》刊載，現輯錄成書，希望在逆境下為社會注入正能量，令市民能坦然而正確地面對這對全人類健康及生命的巨大威脅，亦祈盼人人經此一疫能有所反思，對自然環境和生態，多加愛護，不要再因無知、自私和貪婪，對地球作出毫無止境的破壞和傷害。同時，亦應了人和自然界是互

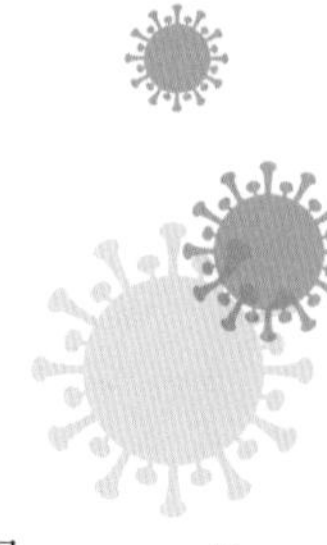

相依存，天人合一，才能達到最高的養生境界。

本書得以順利出版，除了得到「天地圖書有限公司」的大力支持和協助外，還有賴下列人士的幫助，包括中醫同事周鳳珍醫師、許嘉琦小姐，及化驗師邱宰璞先生、秘書李潔芳小姐等，筆者衷心感激上述人士對本書的貢獻。筆者更感謝書法繪畫老師李振鏵先生為本書主題題辭和插畫，令本書更添色彩。最後，筆者自覺才疏，未能全面把握新冠肺炎疫情的來龍去脈，以致書中內容難免出現錯漏，懇請有識之士和市民大眾包容體諒。

崔紹漢

二〇二〇年十一月

出版說明

本書所介紹的保健食療方只可作為調理身體及防病之用。如患病，必須先求診（不論中醫或西醫），務求查明病因，對症下藥。斷不可妄自猜測，胡亂生搬硬套以食療方自行處理，以免延誤病情。

書中建議的食療方，所有用量均以克計算。讀者如欲轉換為両錢分單位，可參考下列資料：

國內	香港
1 両 ≈ 30 克	37 克
1 錢 ≈ 3 克	3.7 克
1 分 ≈ 0.3 克	0.37 克

目錄

新冠肺炎新病毒，中西結合可克服……17

解構防治新冠肺炎三藥方
——清肺排毒湯、連花清瘟膠囊和藿香正氣散……117

中藥防疫囊或可加強口罩的保護性……135

治鼻敏感中藥對新冠肺炎有效嗎？……145

新冠疫情下的生活……161

新冠肺炎之化驗檢測……177

新冠肺炎新病毒，中西結合可克服

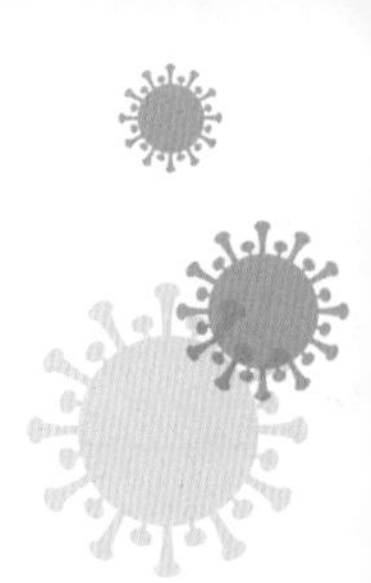

二〇〇三年非典型肺炎（非典，即嚴重急性呼吸道症候群〔Severe Acute Respiratory Syndrome, SARS〕，又稱沙士）肆虐全球，奪去不少人的性命，亦為全世界的醫療制度敲響了警鐘。醫學界預料，要全面遏止非典型肺炎及相關傳染病的傳播，並非是三朝兩日的事，可能是一場持久的戰鬥。事隔十七年，中國的武漢市又再出現不明原因的肺炎。自二〇一九年十二月八日出現第一宗類似當年非典的個案後，武漢至今爆發了新型肺炎，被確診為感染新型冠狀病毒（下稱新冠病毒），連日來死亡或嚴重危重個案持續上升，全球各地（包括香港）不斷出現確診個案。目前已肯定此病能夠人傳人，亦有醫護人員受感染，疫情直追當年的非典。專家認為病毒存在變異的可能，疫情有進一步擴散的風險。

溫故可以知新，二〇〇三年爆發非典，由於可以人傳人，疫情瞬間席捲全球，短短約半年內，全球估計至少超過八千人受感染，死亡人數達七百七十四人。香港有一千七百五十五人受感染，當中有二百九十九人死亡，死亡率高達一成七，現在回憶起來，猶有餘悸。

為了讓一般市民了解新冠肺炎可能帶來的健康威脅，我們簡單介紹肺炎的相關知識，認識多點，更容易知所防範，避免受到感染。

何謂肺炎？肺炎即肺部發炎，妨礙肺部的正常功能，通常由受到微生物感染引起，包括細菌、病毒、真菌等，其中細菌性和病毒性佔多數。肺炎可分為典型肺炎及非典型肺炎兩種。典型肺炎通常是指由肺炎鏈球菌等常見細菌引起的肺炎，症狀包括發燒、胸痛、咳嗽、咳膿痰，病徵通常嚴重而且出現得早。非典型肺炎主要是由流感病毒、支原體、衣原體、腺病毒以及其他未明的微生物所引起的肺炎。患者多半表現都是發燒、發冷、咳嗽、頭痛、全身疲痛乏力。至於嚴重呼吸系統綜合症並非完全相等於非典，其症狀包括：發熱（≥38℃）、乾咳、呼吸急促、呼吸困難、肺部X光檢驗顯示肺炎徵狀等，其他相關症狀包括頭痛、肌肉寒顫、食慾不振、精神錯亂、出紅疹、肚瀉等。至

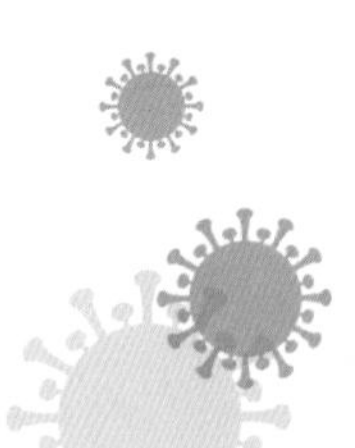

於二〇〇三年的非典，已證實由以前未發現過的冠狀病毒引起。香港中文大學曾總結當年香港患者的臨床表現，提供了下列數據：

1	發熱	100%
2	發冷	73.2%
3	肌痛	60.9%
4	咳嗽	57.3%
5	頭痛	55.8%
6	眩暈	42.8%
7	有痰	29.0%
8	咽痛	23.2%
9	鼻炎	22.5%
10	噁心 / 嘔吐	19.6%
11	腹瀉	19.6%

根據國內衛生部門提供的資料，新冠肺炎的病徵包括發燒、乏力、乾咳和呼吸困難；新近發現有部份患者出現嘔吐和腹瀉，專家懷疑病毒像非典一樣，有可能通過糞便傳播。部份患者病情嚴重，長者或長期慢性病患者有較大機會

出現嚴重情況。

這次新冠疫情迅速引起全球廣泛關注，一方面是其疫情與當年的禽流感及非典有相似之處。一九九七年出現禽流感，以及二〇〇三年爆發非典，死亡率由百分之十至最高百分之五十。在是次武漢市個案中，暫時的死亡率不算太高，但嚴重情況與當年的禽流感及非典型肺炎案例有相似地方。人們對二〇〇三年的非典猶有餘悸，擔心它像非典一樣可怕，甚至會更嚴重。而更重要的是，初期發病原因不明，有內地學者估計有可能是新發現的冠狀病毒；現在已證實是新型冠狀病毒，快速測試能有效測出結果。但早前中國國家衛健委高級別專家組組長、中國工程院院士、國家呼吸系統疾病臨床研究專家鍾南山指出，暫時仍未有有效的治療方法，所以更加令人害怕。

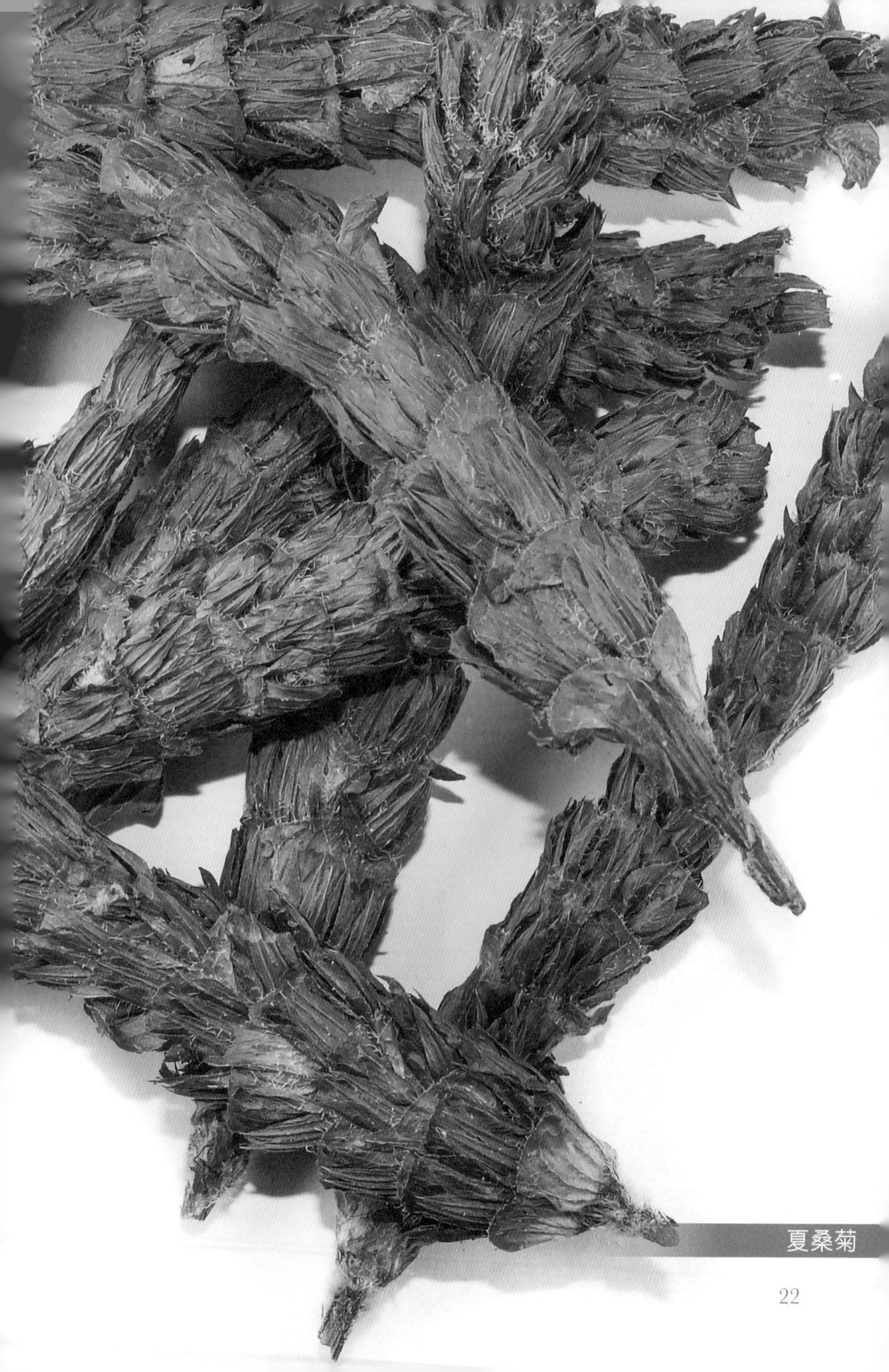

夏桑菊

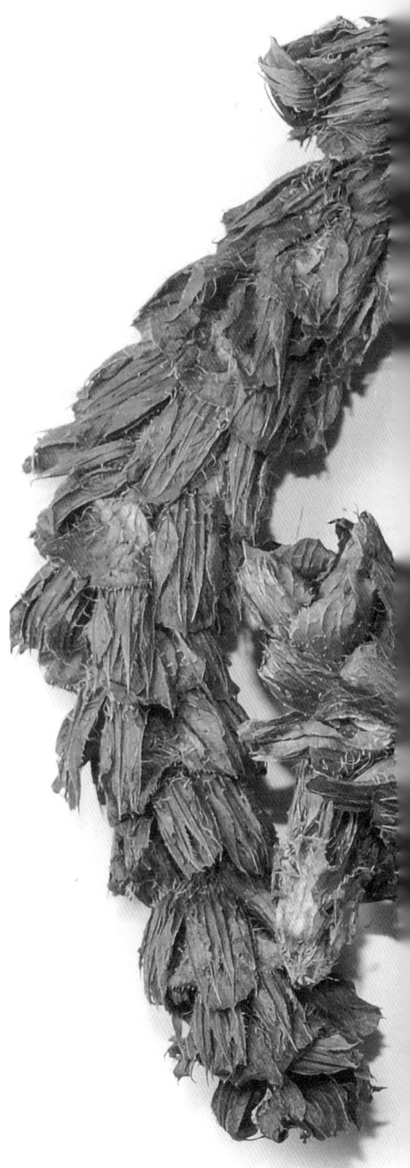

夏桑菊清肺湯

（2人量）

材料：夏枯草1兩、桑葉3錢、杭菊花3錢、生薏仁1兩、北杏3錢、雪梨（削皮去芯，皮肉均留用）1個。

製法：洗淨材料，用3至4碗清水，先用猛火煮沸，然後收慢火再煎半小時即可飲服。

功效：夏枯草清肝明目，清熱散結；桑葉清肝明目，清肺潤燥；杭菊花疏散風熱，平肝明目；生薏仁健脾補中，利水消腫；北杏止咳平喘，潤腸通便；雪梨清熱生津，消痰潤肺。適合易煩躁、肝火熱盛的人士飲用。

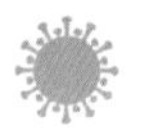
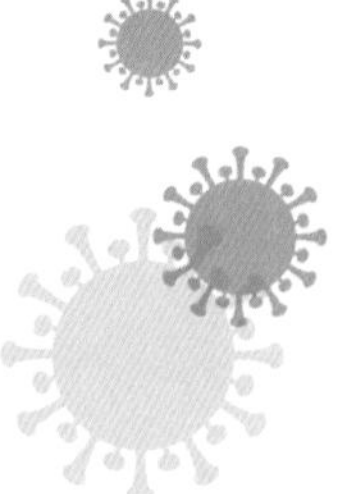

小貼士

自從二〇〇三年出現非典後，香港市民已習慣了戴口罩，以預防受感染，或自己有病而傳染別人。多數人戴的是外科口罩，有顏色的那一種，這種口罩可以阻隔百分之九十左右的飛沫，所以可以發揮功效。另一種口罩是N95，有一種特定的形狀，可以阻隔到百分之九十五懸浮物質，包括飛沫，不過一般的預防和保護，就未必需要用到N95，因為這種口罩佩戴久了會很不舒服，而且多數是專業人士例如醫務人員要巡視嚴重病人，或者化工行業人士需要隔塵或有害化學物質，這些人士佩戴比較合適。

中醫學沒有非典型肺炎（更加無新冠肺炎的名稱）或類似的病名，但認為肺炎是肺系（呼吸系統）的外感熱病，以發熱、惡寒（發冷）、咳嗽、胸痛、口渴、汗出為主要症狀，而且起病急驟，傳變迅速。至於二〇〇三年曾經在全球肆虐的非典及目前的新冠肺炎，其病情與中醫學所描述的肺系外感熱病情況相似，屬中醫學的溫病（急性外感熱病）範疇，類似春溫，但又不盡相同；且由於傳染性強，更可納入溫疫（瘟疫）之列。

本病的病因多由於感受溫邪（概指外在的病原微生物，包括細菌、支原體、病毒等，但中醫對此等微生物並無具體認識）和本身正氣（相當於抵抗力）不足有關。中醫認為「正氣存內，邪不可干」，「邪之所湊，其氣必虛」，當人體由於飲食不節、起居無常、或過度疲勞時，身體的陰陽失調，正氣便容易受損，導致衛外能力（抵抗力）下降，此時溫邪便會乘虛而入，引發本病。

早在兩千多年前，中醫學已提出了預防疾病的概念，如《黃帝內經》指出：「聖人不治已病治未病」，就是預防勝於治療的意思。中醫藥學發展至清代，溫病學說得以確立，清代王清任於《醫林改錯》說：「遇天行觸濁氣之瘟

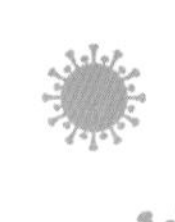
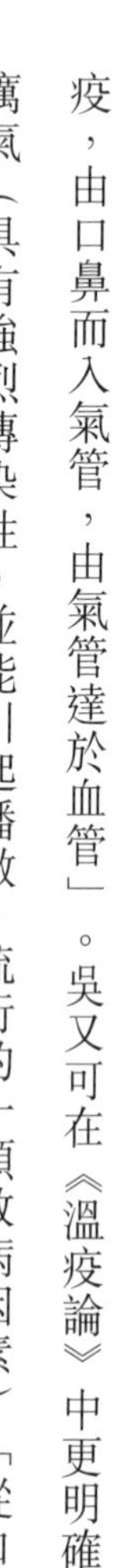

疫，由口鼻而入氣管，由氣管達於血管」。吳又可在《溫疫論》中更明確提出癘氣（具有強烈傳染性，並能引起播散、流行的一類致病因素）「從口鼻而入」，並說：「邪之所着，有天受、有傳染。」其後葉天士有「溫邪上受」之說，都是強調溫病可由呼吸道或口腔傳染。由於古代醫家對溫病的傳染性、傳播途徑和傳播媒介有一定的認識和了解，所以發展了具有中醫中藥特色的一些預防溫病的方法。

《溫病經緯》指出：「溫邪上受，首先犯肺。」中醫所主的肺，相當於以肺部、支氣管和氣管為主構成的功能單位。肺居上焦（相當於胸腔範圍），且位於內臟的最高位，故稱「華蓋」之臟，上連咽喉，開竅於鼻（指肺通過鼻竅與外界相通），鼻與喉相通而聯於肺，鼻和喉是呼吸的門戶，與肺臟組成了肺系，故除了「鼻為肺竅」外，亦有「喉為肺之門戶」的說法。正由於肺開竅於鼻而與喉直接相通，所以外邪襲肺，多從鼻喉而入。據估計，新冠肺炎病原體極可能從口、鼻及眼睛（通過淚管與鼻相通）等進入肺部，引發肺炎，與中醫的理論不謀而合。

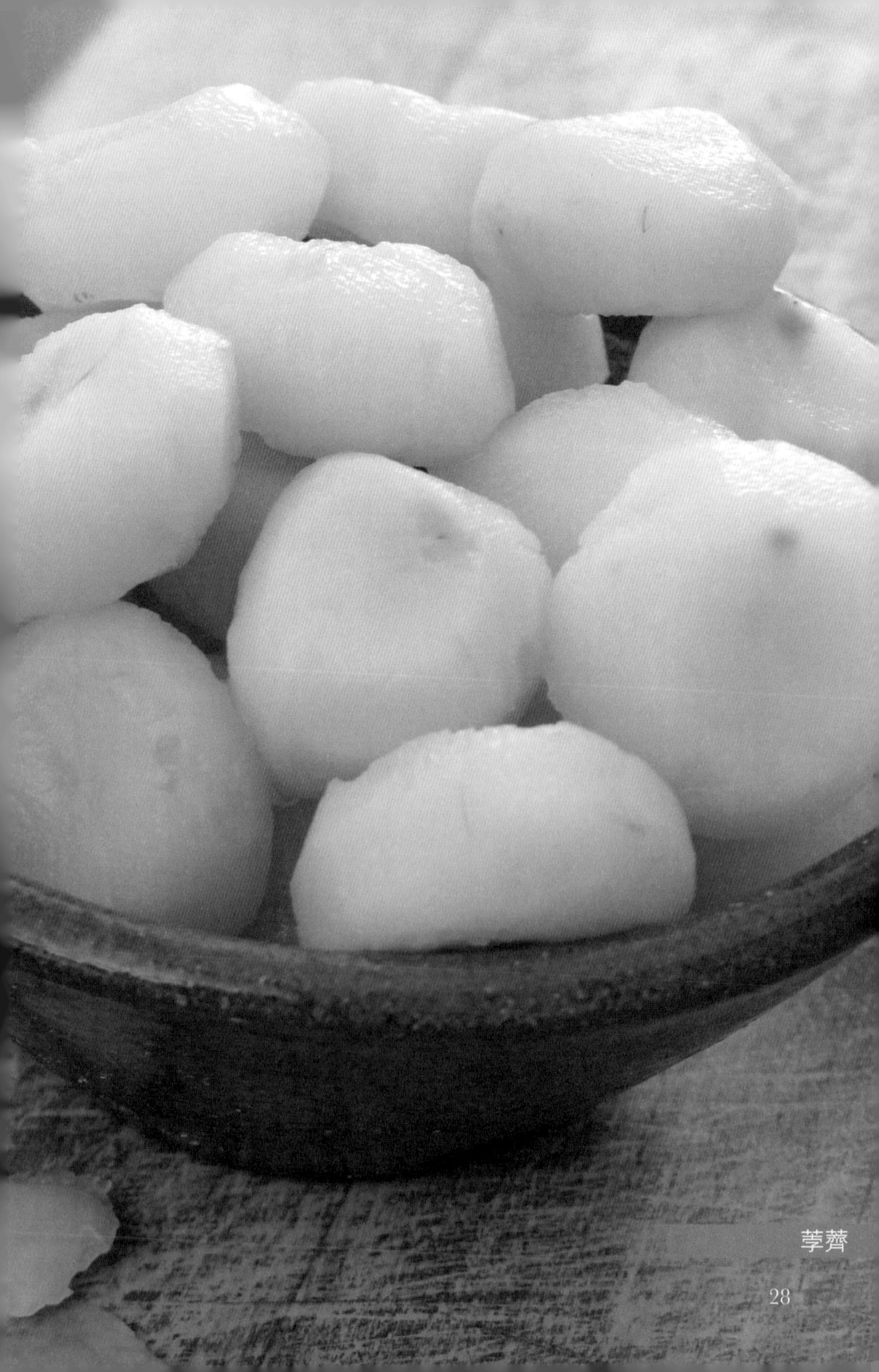

荸薺

竹蔗茅根紅蘿蔔水

（3至4人量）

材料：竹蔗半斤、鮮白茅根半斤、紅蘿蔔1斤、荸薺（馬蹄）半斤、竹葉4錢。

製法：洗淨材料，竹蔗破開；紅蘿蔔斬件；荸薺切去頭尾，切開兩半；用10碗水以猛火煮沸，再收慢火煎約45分鐘即可飲服。

功效：竹蔗生津潤燥，益氣和中；白茅根清熱利尿，生津止渴；紅蘿蔔清熱解毒，補肝明目；荸薺清熱生津；竹葉清心除煩，利尿通淋。適合熱性人士飲用，表現為容易心煩氣躁、口瘡、小便黃。

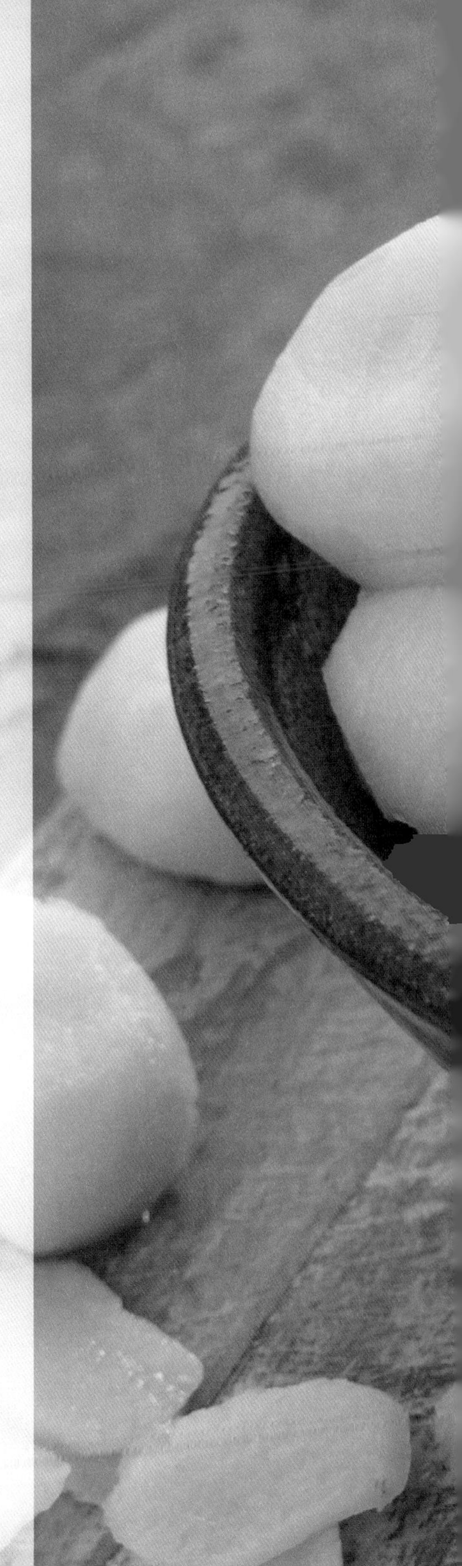

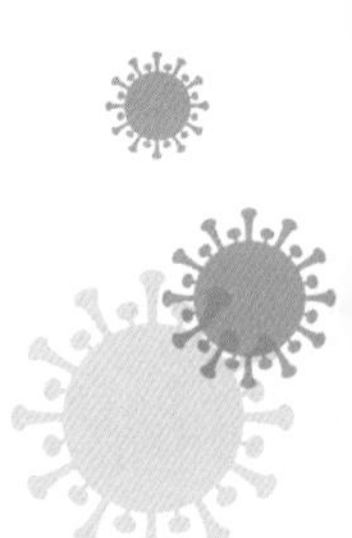

健康建議

要預防肺炎及呼吸道傳染病，市民必須時刻保持良好的個人及環境衛生，包括：

- 經常保持雙手清潔，尤其在觸摸口、鼻或眼之前；觸摸扶手或門把等公共設施後；或當手被呼吸道分泌物污染時，如咳嗽或打噴嚏後；
- 妥善保養排水渠管和定期注水入U形隔氣彎管，以確保環境衛生；
- 洗手時應以梘液和清水清潔雙手，搓手最少二十秒，用水過清並用抹手紙抹乾。如沒有洗手設施，或雙手沒有明顯污垢時，使用含百分之七十至八十的酒精搓手液潔淨雙手亦為有效方法；
- 打噴嚏或咳嗽時應用紙巾掩蓋口鼻，把用過的紙巾棄置於有蓋垃

圾桶內，然後徹底清潔雙手；及

- 當出現呼吸道感染病徵，應戴上外科口罩，不應上班或上學，避免前往人多擠迫的地方，及盡早向醫生求診。

在治療方面，中醫認為此類肺炎有可能是由於外感溫熱之毒邪侵襲人體所致，多數以挾濕為主，所以在治療時使用清熱解毒、芳香化濕或淡滲利濕等方法，但正確的治法方藥還是有待有關方面的研究結果，配合中醫通過辨證論治的過程而對證下藥。

至於預防方面，除了要遵照世界衛生組織及香港政府衛生署發出的種種指引外，目前部份市民亦信服中藥／湯水，坊間也有不少驗方流傳，當中不乏清熱解毒之品，例如金銀花、板藍根、大青葉、貫眾等。本來根據中醫的理論，中藥的使用務必以辨證論治為原則，但平時服用藥性平和的中藥作為預防並非

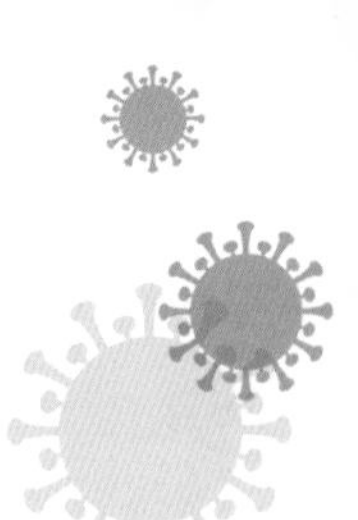

常見疾病之用，如非大量服用或久服，引起激烈反應的機會極微。況且當人們對此類肺炎心存恐懼，或惶惶不可終日時，除了被動地待病發才求醫外，假如有某些方法能積極地提高人們的主觀能動性，對舒緩心理壓力將大有裨益。醫學界亦認同，減輕心理壓力有助免疫功能的提高，加強機體對抗病邪的能力。新冠肺炎出現後，似乎有不少市民像當年非典流行時搶購板藍根。事實上，大量的研究亦證明中藥在提高機體的免疫能力及對抗病毒、細菌方面確有實效。就以板藍根為例，中醫對它的認識為味苦性寒，有清熱解毒、涼血利咽之效，用於治療溫病高熱、風熱感冒、咽喉腫痛等證／症。大量的科學研究顯示，板藍根除具廣譜抗菌和抗病毒作用外，更有增強人體免疫力的功效，其免疫藥理包括：（1）促進白細胞增加（2）增強單核巨噬細胞的吞噬功能（3）促進淋巴細胞轉化及數量增加等，而《中藥大辭典》中亦有用板藍根煎劑治療非典型肺炎的記載。《中醫內科學》亦指出，如時邪毒盛，流行廣泛，可用板藍根

（或大青葉代板藍葉）、貫眾（亦為味苦性寒之清熱解毒藥，用於風熱感冒）及生甘草煎服，以增強身體的免疫力，預防感染。不過，儘管板藍根等中藥可能對防治這類肺炎或有幫助，但中醫治病講求辨證論治的原則，對證下藥，而臨床上多用複方，少用單一藥物。而且上述藥物及組方組合較寒涼，體弱者可能不勝其寒。如想服用，須請教中醫，才能知所選擇，令身體處於最佳的防病狀態。是次新冠肺炎，似乎用化濕濁、溫陽的方藥更為適合。

在此疫毒潛藏、疫症隨時再度侵襲人類之際，與其束手待斃，惶惶不可終日，倒不如謀求自救之道。中華民族數千年的歷史中，雖然疫災無數，但整個民族還是生存下來，而且人口高踞世界首位，可見祖國醫學對我們民族的存亡所作的貢獻，實在功不可沒。現在我們不時會共同面對傳播能力極強的恐怖敵人（可能有變種的病原體），現代醫學暫時亦未有良策對付，反倒是中醫藥的宏觀科學概念，以不同的草藥配搭成複雜的方劑，令細菌、病毒

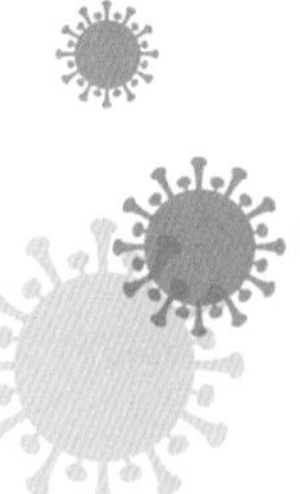

等無所適應，哪怕它們變種與否，總之是「有殺錯、無放過」，實行扶正祛邪，確保健康。

筆者認為，如能結合中、西醫學的長處，去對付新型冠狀病毒，將會是這場沒有硝煙的戰爭的取勝關鍵。

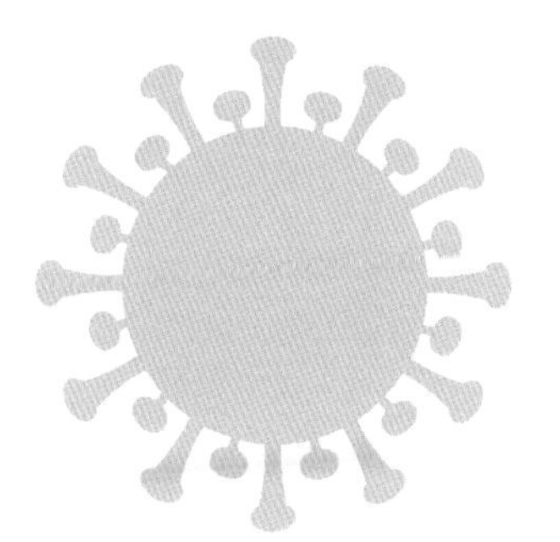

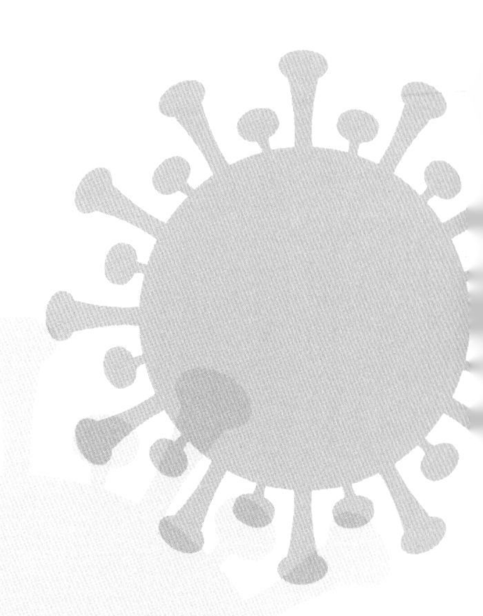

南蓍固本湯

（2人量）

材料：南蓍、生薏仁各60克、北沙參30克、無花果3個。

製法：將所有材料洗淨，無花果切小塊，加清水8碗煲約2小時即可，每週2至3次。

功效：南蓍（五指毛桃）性微溫，生薏仁性微寒，均能健脾化濕，兩者配伍能互相制約藥性之寒溫；北沙參養陰清肺；無花果潤肺利咽。諸品相配能健脾化濕，養陰清肺，肺氣備受固護，可防止外邪襲肺。

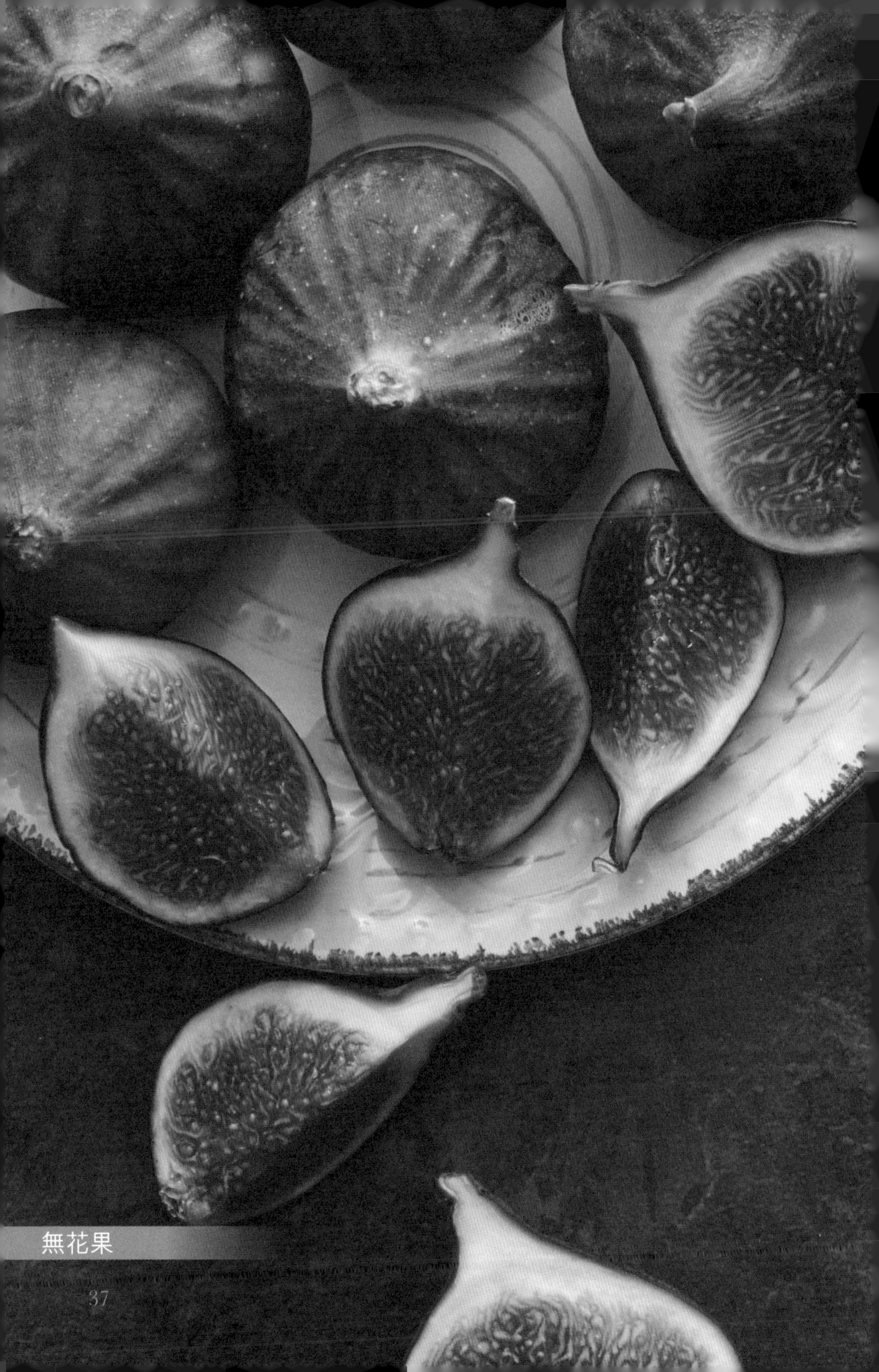

無花果

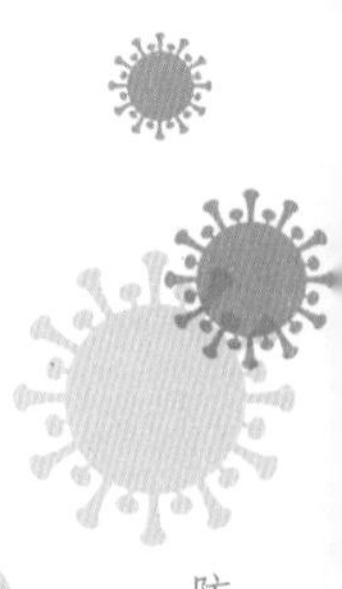

小貼士

由於資訊發達，新冠肺炎出現後，網上流行不少消息／建議，中、西皆備，尤其是食療方面，有人提出了一些食物、湯水、中藥配方等，大力強調有預防／治療新型肺炎的功效，隨手可舉幾個例子：

（1）用麻油塗鼻孔，或以紙捻麻油探鼻深入，可防止傳染。

（2）食大蒜，有網上流傳，山東蘭陵縣一百四十六萬人無一受感染，分析原因是當地農民多種大蒜，食大蒜，認為大蒜素能殺菌截斷病源。

（3）有人指這次新冠病毒，並不耐熱，在溫度攝氏二十六至二十七度下就會被殺死，所以要多飲用熱水，以預防感染。

其實這些資訊似是而非，大部份都未經正式的科研證實或臨床驗證，千萬不要盡信。試問目前全世界的中、西醫學專家正合力埋首鑽研防治之道，如果有上述如此簡單易行的方法，他們不會向外界大力宣揚並建議給世人使用嗎？很多巧合或少數的事例，並不足以說明／解決問題的。

關於新型冠狀病毒感染的肺炎診療方案，比較權威的應該是由國家衛生健康委員會（國家衛健委）辦公廳暨國家中醫藥管理局辦公室於二〇二〇年一月二十七日發出的通知（試行第四版），筆者把其中「中醫治療」的部份節錄並簡述給大家參考：

本病屬於中醫疫癘範疇，病因為感受疫戾之氣，各地可根據病情、當地氣候特點以及不同體質等情況，參照下列方案進行辨證論治。

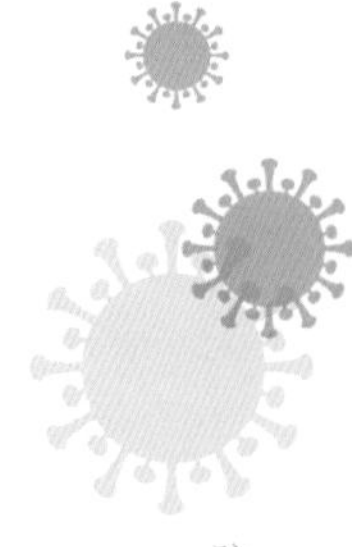

（1）醫學觀察期

臨床表現①乏力伴胃腸不適

治法：大致為芳香化濕除濁

臨床表現②乏力伴發熱

治法：大致為疏風清熱解毒

（2）臨床治療期

- 初期：寒濕鬱肺

臨床表現：惡寒發熱或無熱、乾咳、咽乾、倦怠乏力、胸悶、脘痞，或嘔惡、便溏。

治法：大致為散寒宣肺、健脾除濕。

● 中期：疫毒閉肺

臨床表現：身熱不退或往來寒熱、咳嗽痰少、或有黃痰、腹脹便秘。胸悶氣促、咳嗽喘憋，動則氣喘。

治法：大致為清熱解毒、瀉肺定喘。

● 重症期：內閉外脫

臨床表現：呼吸困難、動輒氣喘或需要輔助通氣，伴神昏、煩躁、汗出肢冷。

治法：大致為補氣溫陽、開竅固脫。

● 恢復期：肺脾氣虛

臨床表現：氣短、倦怠乏力、納差嘔惡、痞滿、大便無力、便溏不爽。

治法：大致為健脾補肺、行氣消痞。

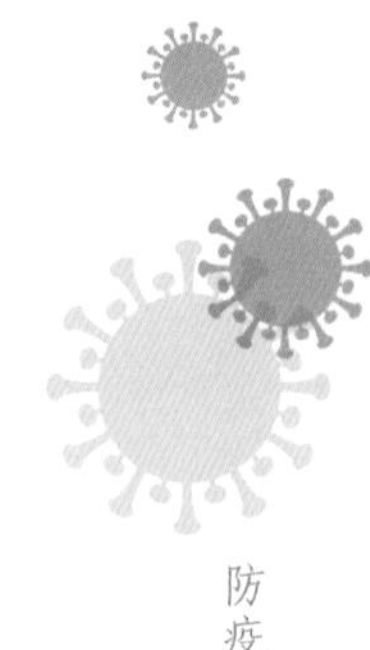

新冠肺炎肆虐期間，人人坐困愁城，惶惶不可終日。不過，亦有人苦中作樂，在網上不時看到一些極具創意的笑話，發揮了黑色幽默感，看後的確能令人會心微笑，甚至哈哈大笑，原來笑也可以提升人體免疫力，有助對抗疾病。筆者選取了一個故事，轉述給大家欣賞。

一位露宿者平時三餐不繼，更遑論買口罩保命，身邊只有行乞得來的小量金錢。當他聽到政府宣佈在二月八日才完全封關後，心生一計。他在二月九日花了四元乘巴士到深圳灣，過關後就在附近的便利店吃了一個杯麵及買了一支礦泉水，隨即便過關回香港，因此被隔離十四天。在這十四天內他不愁飲食，還住進了環境優美的度假邨，有專人照顧，更保證一定有口罩用。他計劃十四天後，又再照辦煮碗，重複這過程，直至疫情過去。他越想越開心，覺得做香港人真幸福，原來政策對香港人，尤其是低下階層如露宿者如此照顧有加！

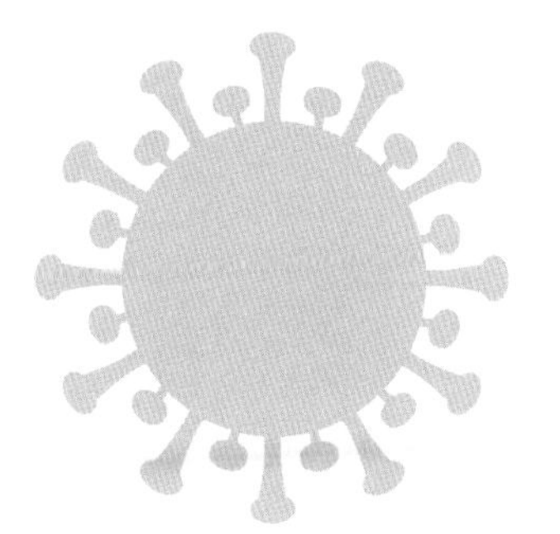

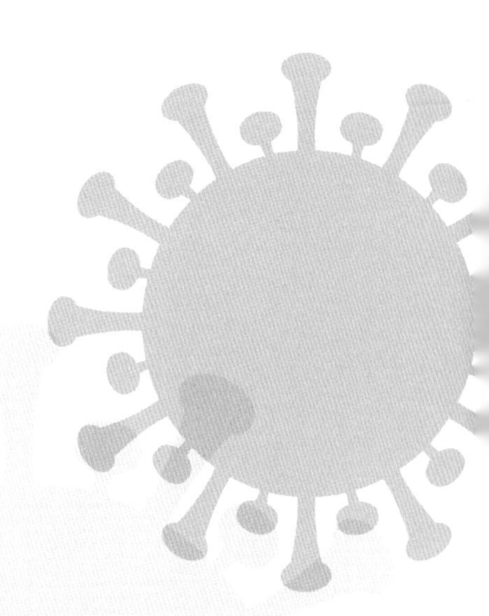

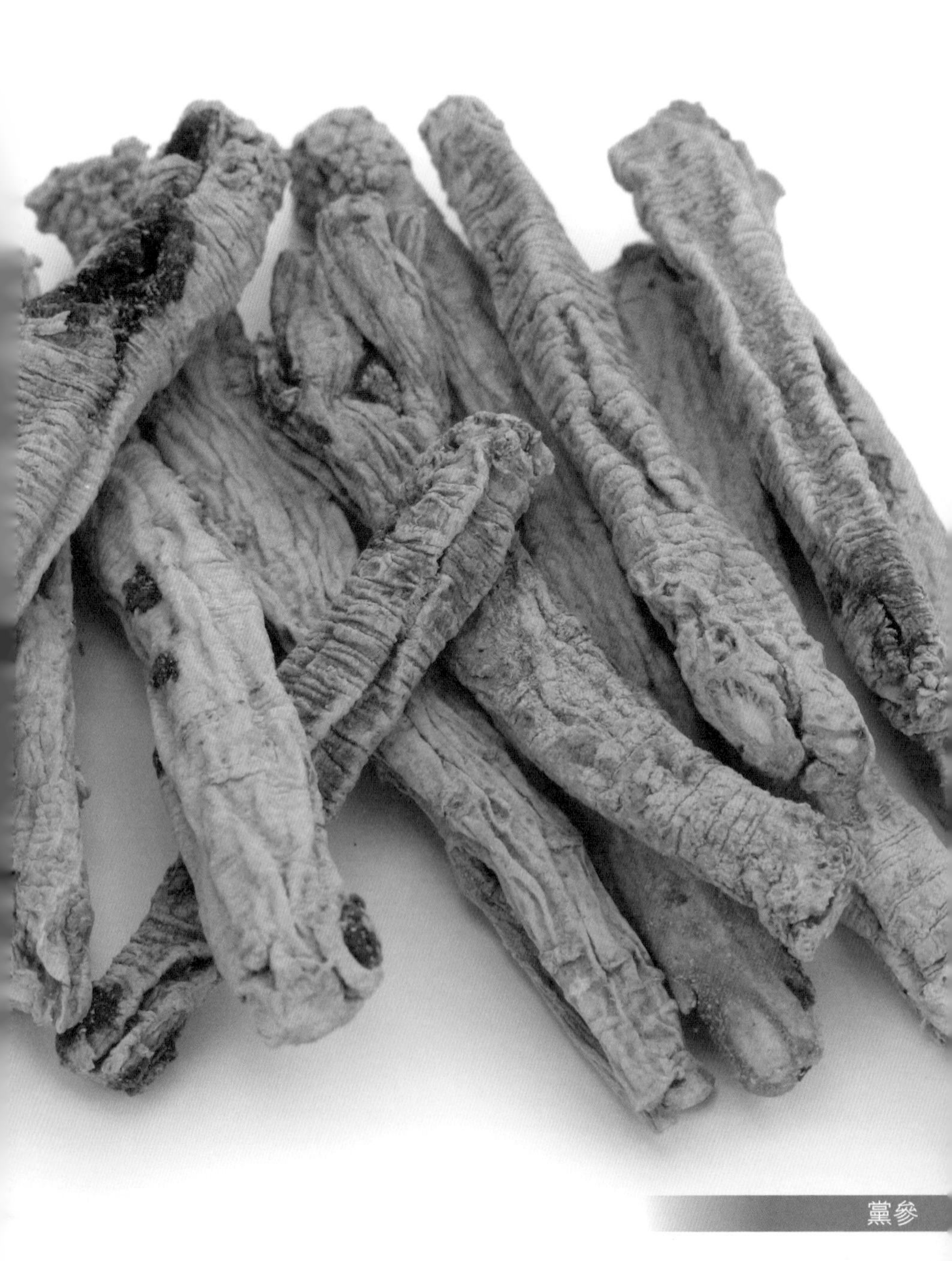

黨參

雙蓍健脾湯

（2人量）

材料：炙黃蓍20克、南蓍60克、黨參30克、茯苓20克、藿香15克、陳皮1角、無花果5枚。

製法：洗淨材料，無花果切小塊，加清水8碗煲約1小時即可，每週2至3次。

功效：炙黃蓍補氣固表，南蓍（五指毛桃）及茯苓能健脾化濕，黨參健脾補肺，藿香芳香化濕，陳皮理氣健脾，無花果潤肺利咽；諸品相配能補氣固表，健脾化濕，肺脾強健，可防外邪入侵。

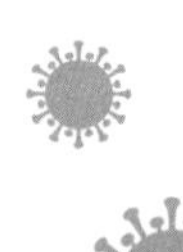
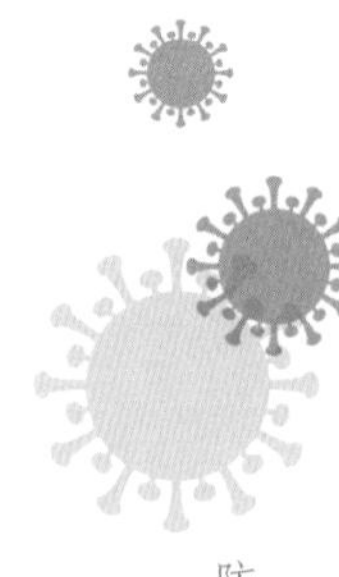

新冠肺炎肆虐期間，國內的中西醫專家日以繼夜，廢寢忘餐地一方面搶救受感染者，亦不斷想辦法，以防止疫情持續惡化；另一方面，不少專家努力不懈地尋找有效的治療方案，希望一舉擊敗新冠肺炎這個可怕的病。筆者近日搜集了一些資料，想從中、西醫學角度介紹在治療新冠肺炎方面最新的思路和進展。

在二〇二〇年二月十四日，中國工程院院士、著名呼吸病學專家、中國抗擊非典型肺炎的領軍人物鍾南山表示新冠肺炎新增感染病例已經在一些地區出現下滑，預計峰值將會在二月中下旬出現，四月前可能結束，作出上述預期是基於當時的數學模型、疫情情況、以及政府所採取的措施。不過，他承認，目前醫學界對新冠病毒仍有很多未知，例如病毒為何有如此大的傳染性，這是最大的問題；其他的不確定性還包括新冠病毒能否通過糞便傳播、是否有超級傳播者等等。當然，疫情如何才能快速結束，還需要我們規範自己的行為。如果大家都能做到，那麼病毒的傳播也會進一步減少。

西醫方面，在二〇二〇年二月十四日，由於新冠病毒未有疫苗與特效藥，中國醫藥集團旗下公司「中國生物」（國藥中國生物）與中科院及武漢的醫院合作，利用康服者含抗體的血漿治療十一名危重病人，效果顯著。國藥中國生物已完成開展新冠病毒特免血漿製品，和特免球蛋白的製備，並投入臨床救治重症患者。根據臨床反映，患者在接受治療十二至廿四小時後，主要炎症指標明顯下降，血氧飽和度、病毒載量等重點指標全面向好，臨床體徵和症狀明顯好轉。這些血漿製品，是由康復者捐獻的含高效價新冠病毒特異性抗體的血漿，經過病毒滅活處理製備而成，可大幅降低危重患者的病死率，是直至發表報告當日為止最快和最實用的治療手段。

在二月十七日也有一則好消息，國家藥監局通知中日友好醫院和中國醫學科學院，可以開展西藥瑞德西韋（Remdesivir）的臨床試驗。該藥在武漢試驗

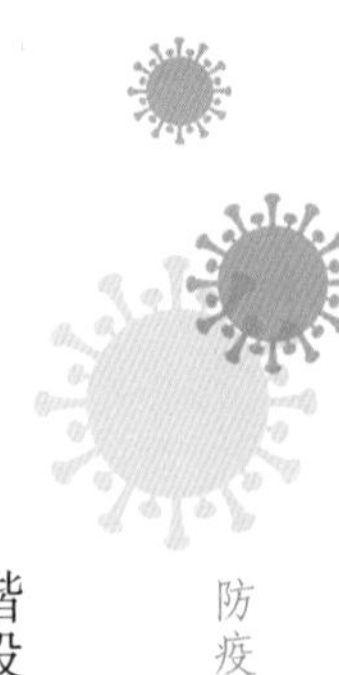

階段能夠降低肺組織病毒感染程度，緩解症狀，目前已完成臨床試驗的註冊審批工作。它是一種核苷酸類似物前藥，能夠有效抑制RNA核糖核酸的合成。據報道，一名感染者在入院第七天開始使用該藥，翌日臨床狀況便有所改善，在停止補充氧氣後，其呼吸時的氧飽和度提高到百分之九十六，先前的肺雜音不再存在，食慾和精神狀態都得到明顯改善。

新冠肺炎疫情的持續，使市民的心情鬱悶不舒，甚至出現焦慮情緒。尚幸網上不時出現一些苦中作樂的黑色幽默笑話創作，之前看過一則通告，筆者看後亦忍俊不禁。現節錄給大家欣賞。

一張由國內某鄉鎮張貼的親情告示，內容如下：

各位居民朋友，疫情依然嚴重，防控期間嚴禁出門，請大家嚴守規矩。我們這裏沒有雷神山，沒有火神山，也沒有鍾南山，只有抬上山！

大家盡量別出去，別出去！別讓大家的努力前功盡廢！否則明年你們的後人要拜山！（最後一句是筆者加上的）。

城南社區宣

二〇二〇年二月十二日

因應新冠肺炎持續肆虐，本港又踏入流感高峰期，社會各界需提高警覺，應時刻保持個人及環境衛生，預防流感。筆者於此介紹一款防疫茶作防治流感之用。

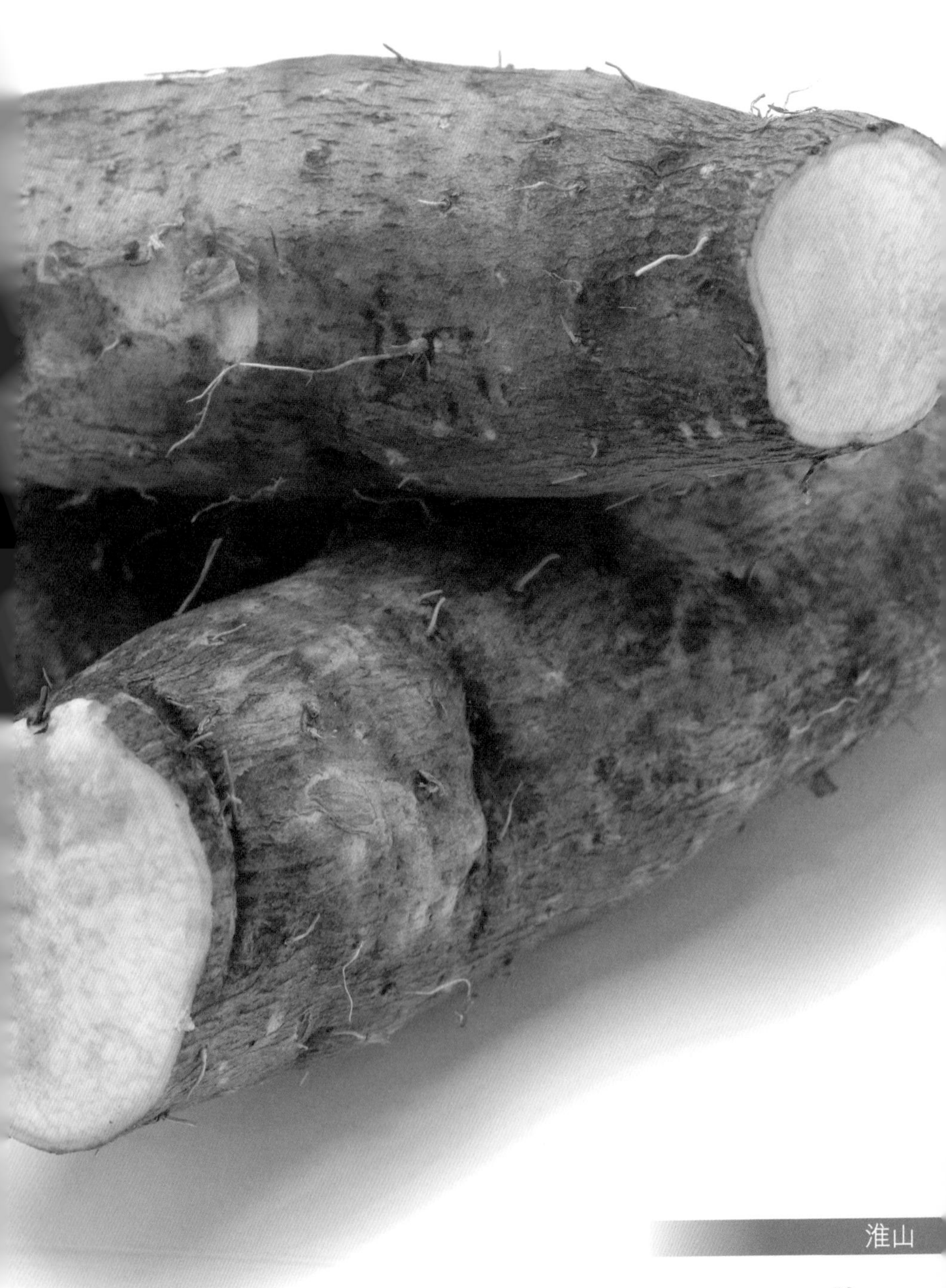

淮山

銀花益肺湯

（2人量）

材料：南薯60克、金銀花20克、玉竹及淮山各30克、北杏及龍眼肉各10克、陳皮1角、雪梨2個，喜歡肉湯者可加瘦豬肉120克。

製法：洗淨材料，雪梨削皮去心（皮留用），瘦豬肉汆水，加清水8碗煲約1個半小時即可，每週2至3次。

功效：南薯（五指毛桃）健脾化濕，金銀花清熱解毒，玉竹潤肺止咳，淮山益肺養陰，北杏止咳平喘，龍眼肉補血安神，陳皮理氣健脾，雪梨生津潤燥；諸品相配能健脾化濕，清熱解毒，潤肺止咳，肺氣強健，可防外邪襲肺。

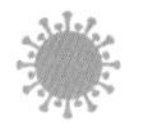
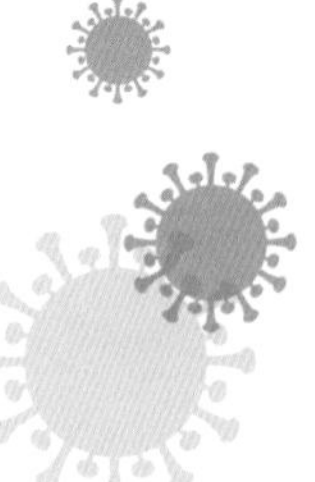

小貼士

新冠肺炎持續超過兩個月，中國專家發現一種原本用來治療瘧疾的藥物磷酸氯喹（Chloroquine phosphate）前期臨床結果證明有效，雖非特效藥，但對治療有幫助。二月十九日，國家衛健委發佈的《新型冠狀病毒肺炎診療方案（試行第六版）》中，把磷酸氯喹正式納入抗病毒治療。根據內地傳媒報道，首批五十萬片磷酸氯喹片的生產已完成，第二批約五十萬片正在生產。

磷酸氯喹已有七十年的抗瘧疾史，能干擾瘧原蟲DNA的複製；亦可用於治療阿米巴變形蟲引起的腸炎和光敏感引起的日曬紅斑等。根據國內用此藥物治療新冠肺炎的臨床觀察，超過一百例的用藥患者中，至今並未發現與此藥物相關的明顯不良反應，因此專家認為「該藥是一個上市多年的老藥，用於廣泛人群治療的安全性是可控的。」

如果這種藥物在臨床使用上的效果理想，加上瑞德西韋和正在研發試用的中藥配方，相信擊退疫情應是指日可待的事。

喜聞瑞德西韋可治新冠肺炎。筆者曾向一位從前化學系姓高的同學（大家一向叫他高明，事實上他真是一位生化高手）請教相關的問題，並節錄部份內容向大家解釋。

首先簡單介紹何謂「新型冠狀病毒」。病毒比細菌還要細小（幾十納米nm，細菌為二千至三千納米，紅血球為六千至九千納米），只由一條載有遺傳基因的短鏈核糖核酸RNA和一層由蛋白質脂質組成的細胞膜包裹着。「新」表示它的遺傳基因，隨環境而出現輕微變化，變成新品種。病毒的複製（繁殖能力）特快，而冠狀病毒喜歡寄居於肺泡細胞，在細胞內大量複製病毒個體，損害肺組織，在X光片下看到肺部花白，受感染者呼吸困難，有可能因併發症

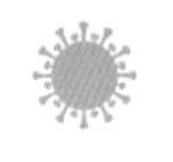
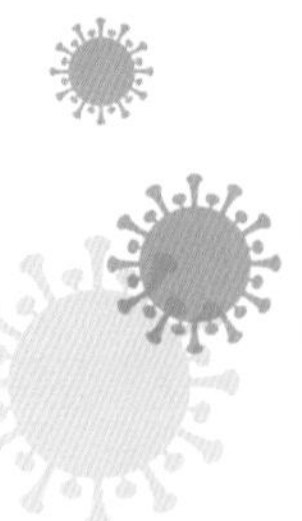

死亡。

病毒的生長和複製，都需要一種蛋白酶（protease）的幫助，而蛋白酶本身是蛋白質，其氨基酸單位的種類和排列次序，則由 RNA 的遺傳基因決定。所以「沙士病毒」和現時的「新型冠狀病毒」，雖然同屬「冠狀病毒」，它們的蛋白酶的性質卻有分別。

蛋白酶抑制劑（protease inhibitor）是病毒蛋白酶的剋星，它能破壞蛋白酶結構，令其失去效用，從而遏止病毒的複製。不同的病毒都有其獨一無二的抑制劑，因此能抑制「沙士病毒」的抑制劑，不能抑制新型冠狀病毒。不過，蛋白酶抑制劑本身是蛋白質，可通過人工合成；亦可自植物、動物（如蛇）或病癒者的血清提取。

瑞德西韋是蛋白酶抑制劑，它是根據依波拉病毒的基因排序而合成，現時剛完成動物測試，有待進一步通過臨床測試，便可獲審批使用。目前在新冠肺炎尚未有藥可治的情況下應急使用，總好過眼白白讓患者等死。

植物含有蛋白酶抑制劑，例如青黴菌內的青黴素（penicillin），金雞鈉樹皮所含的奎寧（quinine），可製成醫治瘧疾的金雞鈉霜等；另外有很多中藥（如黄芩、金銀花、連翹、夏枯草、桑葉、菊花、陳皮等）都可能含有不同種類／數量的蛋白酶抑制劑，除了當年曾用來抑制「沙士」冠狀病毒外，也許能夠抑制新型冠狀病毒。至於人工合成的瑞德西韋，大家都寄以厚望，希望臨床測試能證實其療效。

在日常的食品中，有很多含有天然「抑制劑」的植物和蔬果，例如豆類、穀物類、菠蘿、香蕉、蘋果、葡萄、杏脯、卷心菜、黃瓜、馬鈴薯、菠菜、番茄等。大家不妨多吃一點，再多飲點紅茶、普洱茶等，有望加強身體的抗氧化和抗病能力。

曾經見到一份由中國疾病預防中心於二〇二〇年一月廿八日發出的通告，

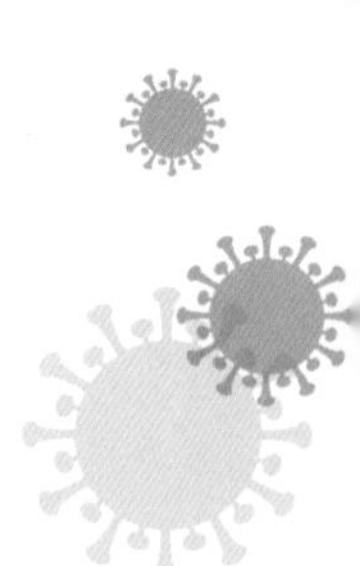

內容如下：

經武漢新型冠狀病毒肺炎病員檢測結果都未曾有飲茶習慣，有良好飲茶未有一例得新型冠狀病毒肺炎，具科學檢測報告喝茶可以減少九成半發病率，望知情者相互轉告！

（此通告內容為網上資料，至今未經驗證是否屬實）

不過，多年前曾經有醫學期刊論文報道，指紅茶與普洱茶可抗冠狀病毒（沙士），原因是這兩者所含的茶黃素（TF3），除了讓茶顯示出深啡黑的顏色外，也能夠阻止冠狀病毒的複製。一篇於二〇〇五年，由台灣學者在醫學期刊 *Advance Access Publication* 發表的研究論文 Inhibition of SARS-CoV 3C-like Protease Activity by Theaflavin-3，3-digallate（TF3），指出 TF3、TF2 和丹寧酸（tannic acid）對冠狀病毒的蛋白酶活性有明顯抑制作用，其他如咖啡、綠茶和烏龍茶等的抑制能力遠不及紅茶和普洱茶。

繼續引述於新冠肺炎疫症期間在網上看到的一個故事，以紓解鬱困。

有一隻蚊BB剛成長了，要出外練習飛行。過了一會，牠飛回家中，蚊媽媽問牠飛得如何，牠喜孜孜地回答說：「我感覺非常好！無論飛到哪裏，人們看到我都不停地拍手。」

這故事反映了小蚊子雖然無知，但對自己充滿了自信。在此疫情持續之際，我們不要過份惶恐，令自己失了方寸，應該根據權威人士／機構的專業指引，盡量做好本份，採取必要的預防和保護措施，提升自信心，身體的免疫功能／防病能力也會有所提升的。

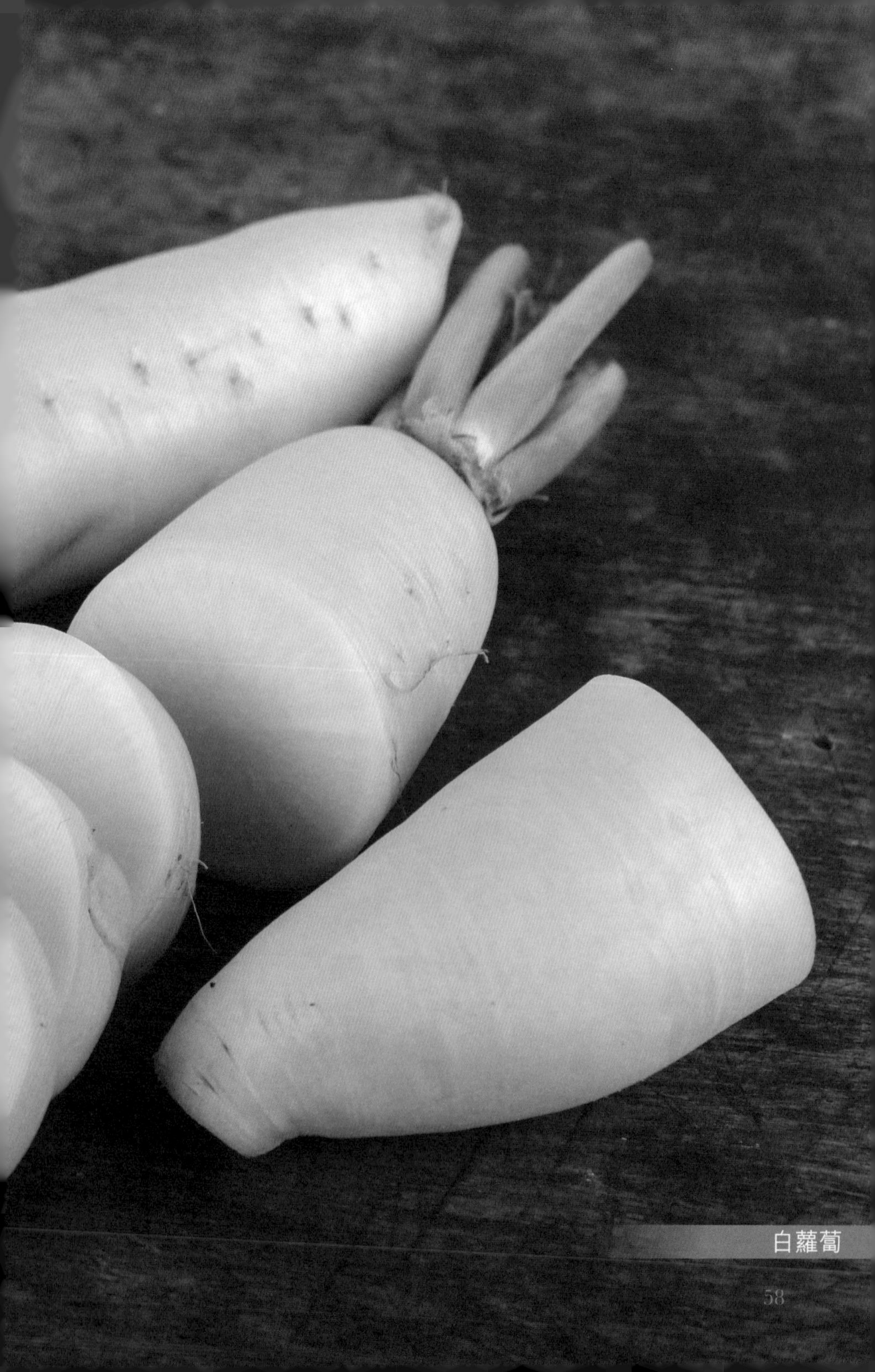

白蘿蔔

蘿蔔牛肉湯

（2人量）

材料：白蘿蔔半個、牛肉200克、淮山30克、百合30克、大棗5枚。

製法：洗淨材料，白蘿蔔削皮斬件，加清水10碗煲約 2 小時即可。

功效：白蘿蔔清熱化痰、益胃消食；百合養陰潤肺，清心安神；牛肉補中益氣、滋養脾胃；淮山補脾益胃、益肺養陰；大棗補益脾胃、養營安神；以上諸品皆為甘味，甘味能補脾益胃潤肺，可防止春天肝木過旺而剋伐脾胃。

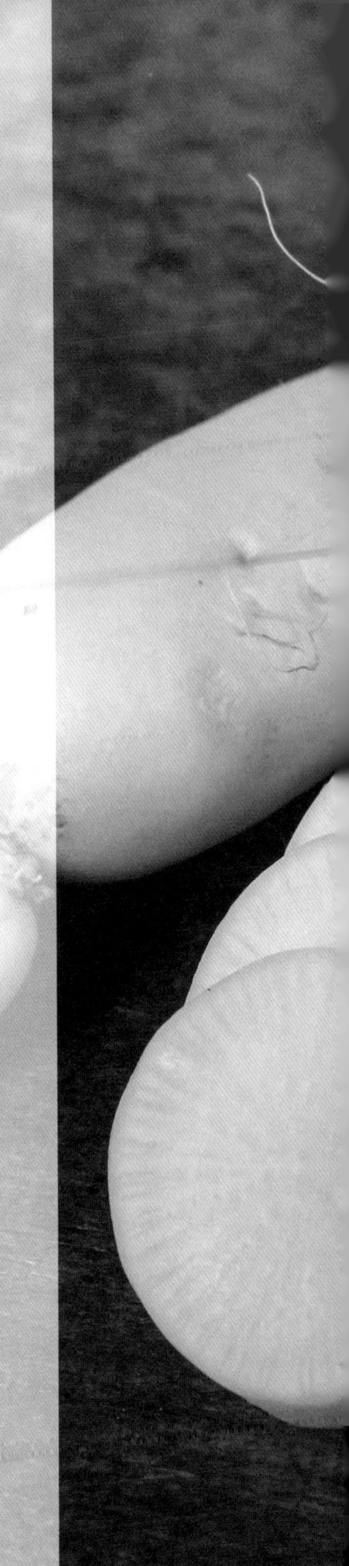

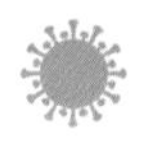
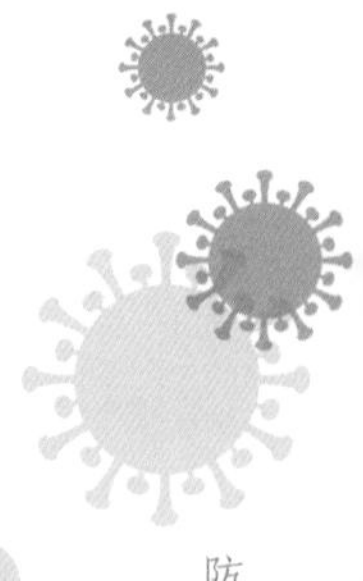

小貼士

新冠肺炎持續肆虐，世界各地都有不少死亡個案，而大部份的死者本身都有長期病患，如糖尿病、心血管病、慢性腎病等。有鑑於此，筆者建議市民在許可的情況下，諮詢自己的家庭醫生／專業人士，接受一次簡單的基本驗血檢查，以了解自己的身體狀況。

建議基本檢查至少包括下列項目：

（1）空腹血糖或餐後兩小時血糖（glucose）作為初步排除糖尿病的篩檢。如果結果有異常時，可進一步檢查糖化血紅蛋白（HbA1c），或兩者同步進行亦可，以了解身體過往三個月對血糖的控制能力。

（2）肌酐（creatinine，是腎功能的主要指標之一），血中肌酐濃度完全取決於腎小球的過濾能力，故測定血清肌酐濃度可以評估腎功能。

（3）谷草轉氨酶（ALT，是肝炎指標之一），病毒性肝炎、藥物損害或脂肪肝等有可能令 ALT 超出正常水平。

（4）全血圖（CBP，是血細胞、血小板及貧血指標），某程度可顯示身體的免疫／抗病能力。

（5）丙種反應蛋白（CRP，是急性炎症及心血管損傷指標），一般由細菌／病毒等微生物感染引起的急性反應會令 CRP 升高，能顯示急性炎症的存在。

丙種反應蛋白是由肝臟生成的蛋白質，臨床上多用作急性炎症的非特異性指標，主要用於感染的鑑別診斷。細菌性感染濃度升高，而且較敏感，尤其伴有發熱者；病毒感染如病毒性肺炎、病毒性心肌炎、肝炎等升高不及前者明顯；風濕性和自身免疫性疾病活動期也升高。此外，急性組織壞死（如心肌梗死、肺梗死等），惡性腫瘤等也可作為病情進展的判斷和疾病治療的監測。

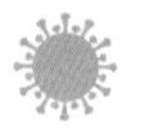
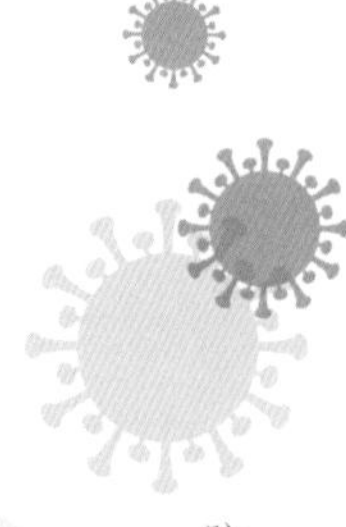

筆者看到一篇於國際期刊刺針（*Lancet Respir Med 2020,* published online in February 2020）網上發表的文章，題為 Therapeutic and triage strategies for 2019 novel coronavirus disease in fever clinics（〈二〇一九新冠肺炎在處理發熱患者的診所中所採取的治療及分流方案〉），文章是幾位在武漢、廣州和美國鹽湖城的醫生一同發表的，內容曾提到在新冠肺炎患者中，上升的 CRP 是一個重要的指標，而淋巴細胞減少，顯示免疫力失調亦是一個重點。因此該批學者建議對一些並未發燒（體溫 < 37.3℃），又沒有呼吸困難的患者，應進行 CBP 及 CRP 的測試。

疫情發展以來，全球尚未發現有特效西藥可即時控制疫情，或減低死亡率。雖然醫學界對病毒蛋白酶抑制劑瑞德西韋和抗瘧疾藥磷酸氯喹寄予厚望，但至今仍處於試驗階段，尚未有足夠的科研和臨床數據去證實其療效。很多人不期然會產生一個想法：在是次對抗新冠肺炎的戰疫中，中醫藥有否派上用場？為數不少的痊癒人士又是否曾接受中藥的治療呢？

從種種跡象看，相信中醫藥在抗疫的過程中，幾乎可以肯定有介入，並扮演積極的角色。早在二〇二〇年一月廿一日，北京中醫院院長劉清泉與中國中醫科學院廣安門醫院急診科主任齊文升，受國家中醫藥管理局（中管局）、國家衛生健康委（衛健委）、醫政醫管局聯合指派到武漢，作為第一批中醫專家參與對抗新冠肺炎的戰役。在二月十二日，中管局及衛健委亦發出了關於在新冠肺炎等傳染病防治工作中建立健全中西醫協作機制的通知，強調要建立中西醫結合救治工作機制、強化中西醫聯合會診制度和制訂完善中西醫結合診療方案。

在二〇二〇年二月一日，廣東省藥品監督管理局擬將廣州市第八人民醫院「肺炎 1 號方」（後來改名為透解祛瘟顆粒）醫療機構製劑註冊納入應急審

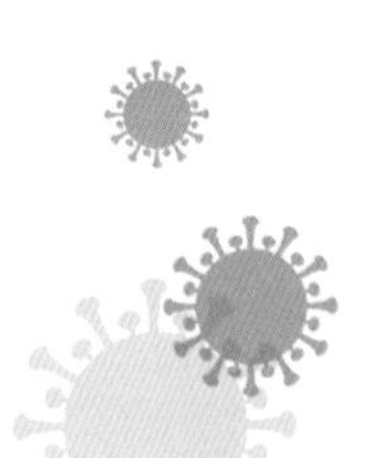

批，並用於全省三十家新冠肺炎定點救治醫院臨床使用。該方在廣州市第八人民醫院的新冠肺炎治療中顯示：治療新冠病毒感染輕症肺炎確診病人五十例，經一週臨床觀察，全部患者體溫恢復正常，百分之五十患者咳嗽症狀消失，百分之五十二點四咽痛症狀消失，百分之六十九點六乏力症狀消失，總體症狀明顯好轉，無一例患者轉重症。專家討論後認為，該方能夠明顯改善輕型新冠肺炎臨床症狀，有減少重型肺炎發生的趨勢，具有較好的臨床價值。不過，該方是廣東省藥監局特批的醫院製劑，暫不能用於其他地區。透解祛瘟顆粒由連翹、山慈菇、金銀花、黃芩、大青葉、北蓍、太子參、貝母等十六味中藥組成，其主要功效為疏風透表、清熱解毒、益氣養陰，臨床用於治療新冠病毒感染的肺炎輕症。

此外，中國不同省份因應新冠肺炎的流行，亦多實行中西醫結合的治療模式，例如河南的中醫參與率達百分之九十以上；江西省亦制訂了《江西省新型冠狀病毒感染的肺炎中醫藥防治方案》等。再者，已知一些名老中醫／教授如劉力紅教授曾經身處武漢與前線西醫專家以中西醫結合的模式，攜手作戰。

新冠肺炎發病初期看似溫和，但後期重症則出現器官功能障礙，危及生命。中醫則於輕症期間就把症狀控制，避免了輕症轉重症的危害。這豈不是已體現了中醫藥的作用嗎？

再談一個朋友傳來講述一隻母雞的故事。

話說在鄉間某個農場，有一隻母雞生了一隻巨蛋，當地的記者聽聞，覺得有新聞價值，紛紛前去採訪。主角母雞被記者團團圍着，但牠卻滿面羞澀和帶點驚慌，任憑記者如何追問，牠都不發一言，記者只好轉向牠的公雞丈夫採訪。只見公雞滿面通紅，怒氣沖沖地說：「這件事暫時無可奉告，等老子捉到那隻烏龜王八蛋鴕鳥公後再說！」

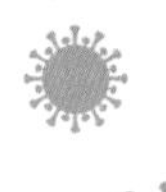
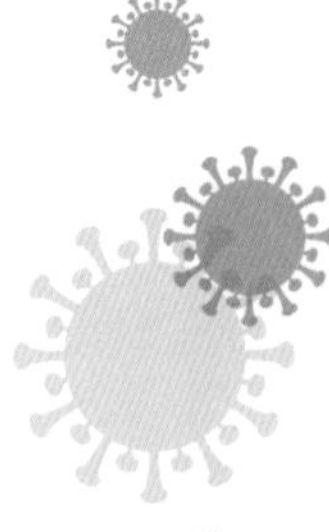

故事中的鴕鳥公做了虧心事，固然要採取鴕鳥的一貫政策躲起來。際此疫症流行期間，大家雖然沒有做錯事，但仍然應該採取鴕鳥政策，自己多留在家裏，盡量減少外出，以免被新冠病毒找上你。

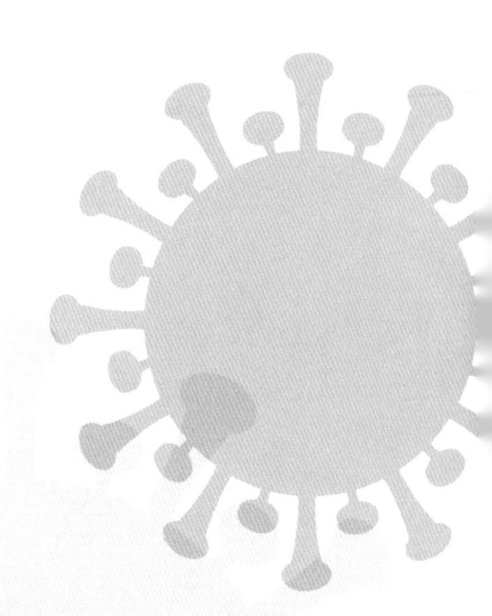

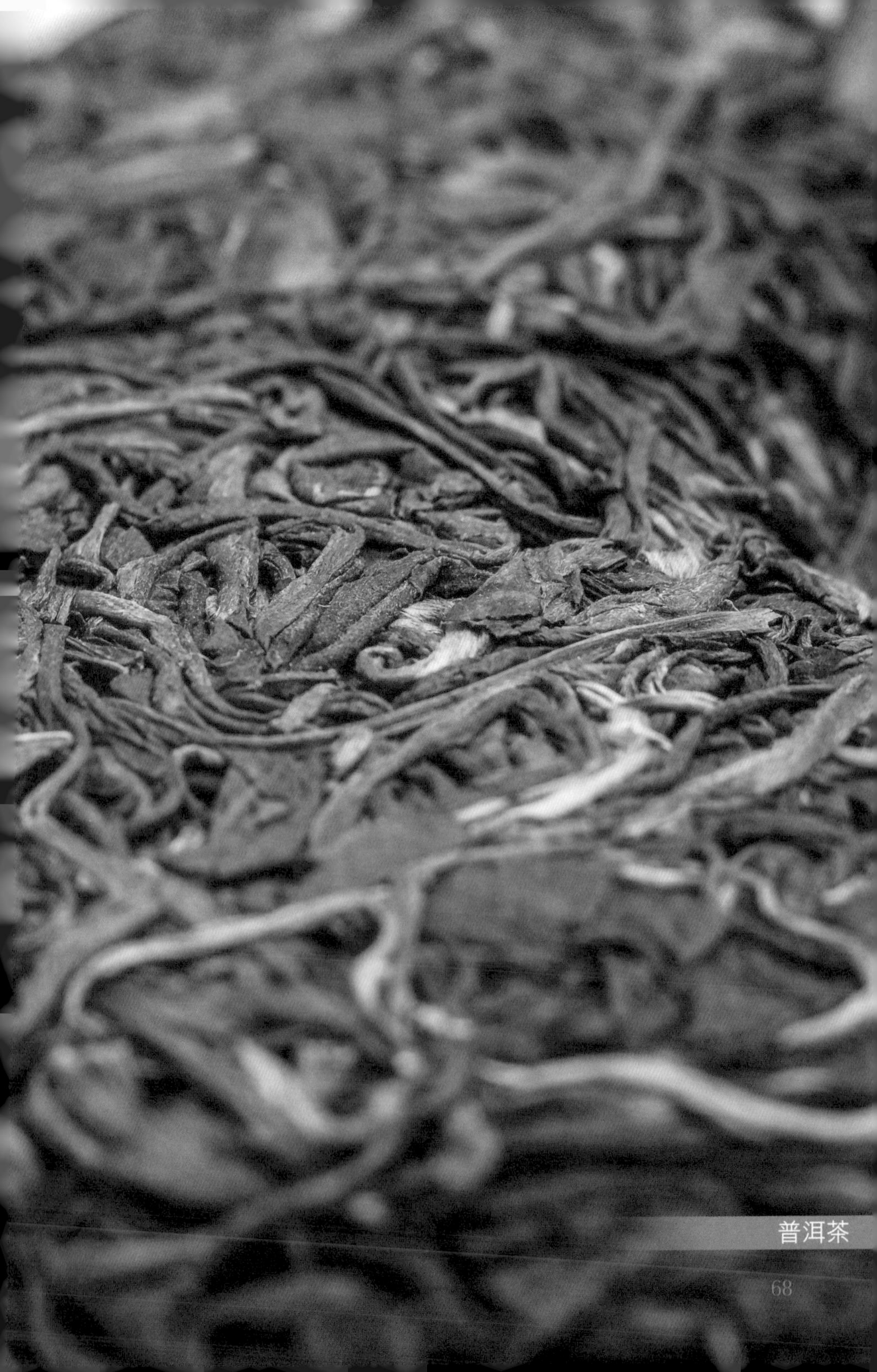

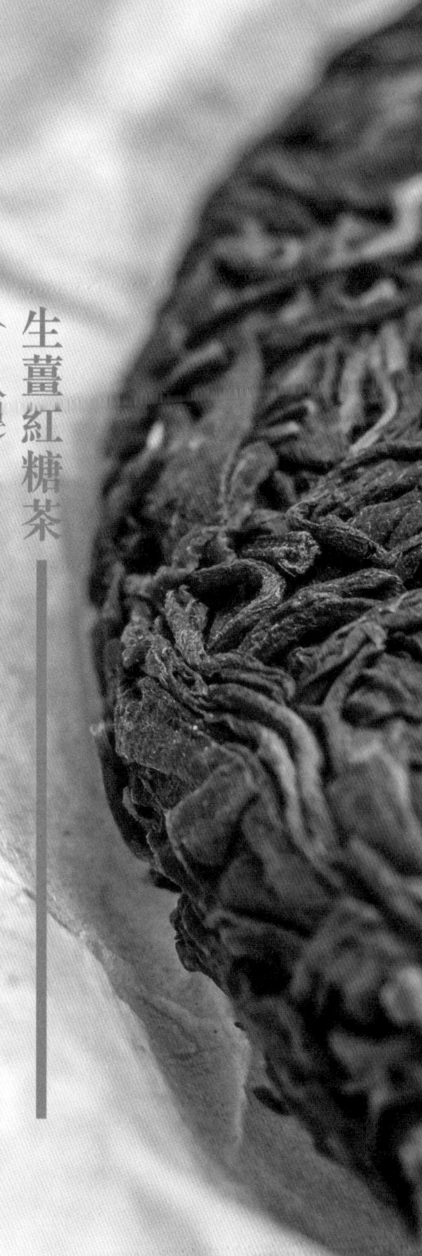

生薑紅糖茶

（2人量）

材料：生薑5片（約15克）、紅糖10克、普洱茶葉5克。

製法：用清水3碗煲生薑約10分鐘，熄火後加入紅糖及茶葉焗5分鐘，攪拌即成。

功效：生薑發表散寒、溫胃止嘔、溫肺化飲；紅糖補中緩急，和血行瘀；普洱茶葉能養胃、護胃、暖胃。此飲品有發表散寒，溫胃補益功效。早上飲用，以免影響睡眠。糖尿患者去紅糖。

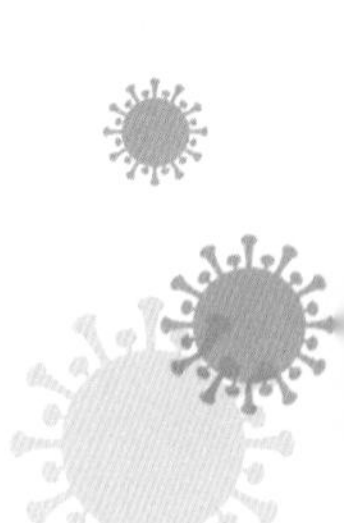

中國用中西醫結合的方法治療新冠病毒的成效，引起了國際傳媒的關注。近日，美國有線電視新聞網（CNN）就質疑中藥的作用。二〇二〇年三月六日下午國務院新聞辦公室（國新辦）在湖北武漢舉行新聞發佈會，介紹新冠肺炎疫情防控救治進展情況。現場的 CNN 記者提出尖銳的問題，質疑中方在有關中醫藥方面的立場和觀點，是否和世衛組織矛盾？中方的科學根據在哪裏？有關通過中醫治療而好轉或者出院的病例會不會是一種自癒的結果呢？

中國官員的回答指出，中國診療方案是中醫和西醫共同並肩戰「疫」，共同智慧的結晶，並從三個方面回應上述問題：

（1）中醫藥防治瘟疫有着獨特的理論和實踐。鑒於早期防治新冠肺炎沒有特效藥和疫苗，運用中醫藥防治瘟疫的實踐經驗和技術方法，發揮中醫藥整體調節、提高免疫的作用，激發自身的抗病能力和康復能力，是一種有效的治療方法。在近年的抗擊 SARS、甲流中，都已經證明了中醫藥的作用。正如中醫常說的「正氣存內，邪不可干」。

（2）大量病人治癒出院的事實充分證明，中西醫結合效果顯著。目前（三月六日）五萬餘名確診患者出院了，大多數患者使用了中醫藥。專家團隊研究證實，中西醫結合與單純使用中藥和西藥相比，能較快地改善發熱、咳嗽、乏力等症狀，縮短住院天數，提高核酸轉陰率，有效減少輕型和普通型轉向重型、重型轉向危重型的發展，提高治癒率、減少死亡率。

官員舉了幾個例子，比如輕型和普通型患者，一項四百五十二例患者的隨機對照開放性試驗顯示，中西醫結合在改善症狀、提高核酸轉陰率方面，顯著優於單純的西藥組。另一項五百例的臨床病例研究顯示，肺部 CT 影像明顯改善，沒有輕型轉為重型患者。一項七十五例的臨床對照試驗顯示，中西藥並用較單純西藥組相比，核酸轉陰時間、住院時間平均縮短三天。危重症患者方面，中醫和西醫專家的聯合會診、辨證論治後，中藥在改善血氧飽和度、抑制

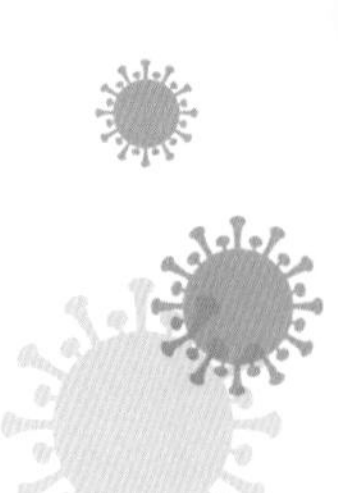

炎症風暴等方面有積極的作用。國家衛生健康委員會和國家中醫藥局成立了十二個重症專家指導組，這就是中醫和西醫聯合指導救治，深入推進中西醫結合，提高治癒率、降低病亡率。

（3）初步總結了已經出院的近百例中醫藥治療的病人，其中有不少病人都是重症，他們都是運用中藥為主的治療。

上述資料來源：《人民日報》微信：http://www.gov.cn/xinwen/2020-03/06/content_5488021.htm

說一個烏龜生病的故事。有一次烏龜病了，牠的朋友蝸牛去探望牠，牠便託蝸牛去藥鋪執藥。但過了大半天蝸牛還未回來，牠開始生氣，大聲自吐苦水說：「豈有此理，怪不得人人都說蝸牛爬得慢，我已經算慢啦，牠竟然連我也不如。等得牠拿藥回來，恐怕我已病死了！」誰知話剛說完，門口便傳來蝸牛的聲音說：「我已經拼命爬的了，如果你再罵，我就不去了！」

烏龜一肚子氣，改叫另一個鄰居蜈蚣去幫牠執藥，誰料也是很久都未有拿藥回來，烏龜再也忍耐不住，又破口大罵：「以為你的腳比人多會走得快，誰知比蝸牛還要慢，太令人失望了！」話口未完，門外傳來了蜈蚣的回應：「不要心急，你爺爺我正在穿最後一隻鞋啦！」

際此新冠肺炎疫症仍持續肆虐期間，中外專家正和時間競賽，埋首研發有效防治新冠肺炎藥物和疫苗。但科研和臨床程序需時，不能一蹴即就，故此大眾市民仍然要忍耐，嚴格遵守所有防疫指引，力求自保，毋須學烏龜那樣急躁！

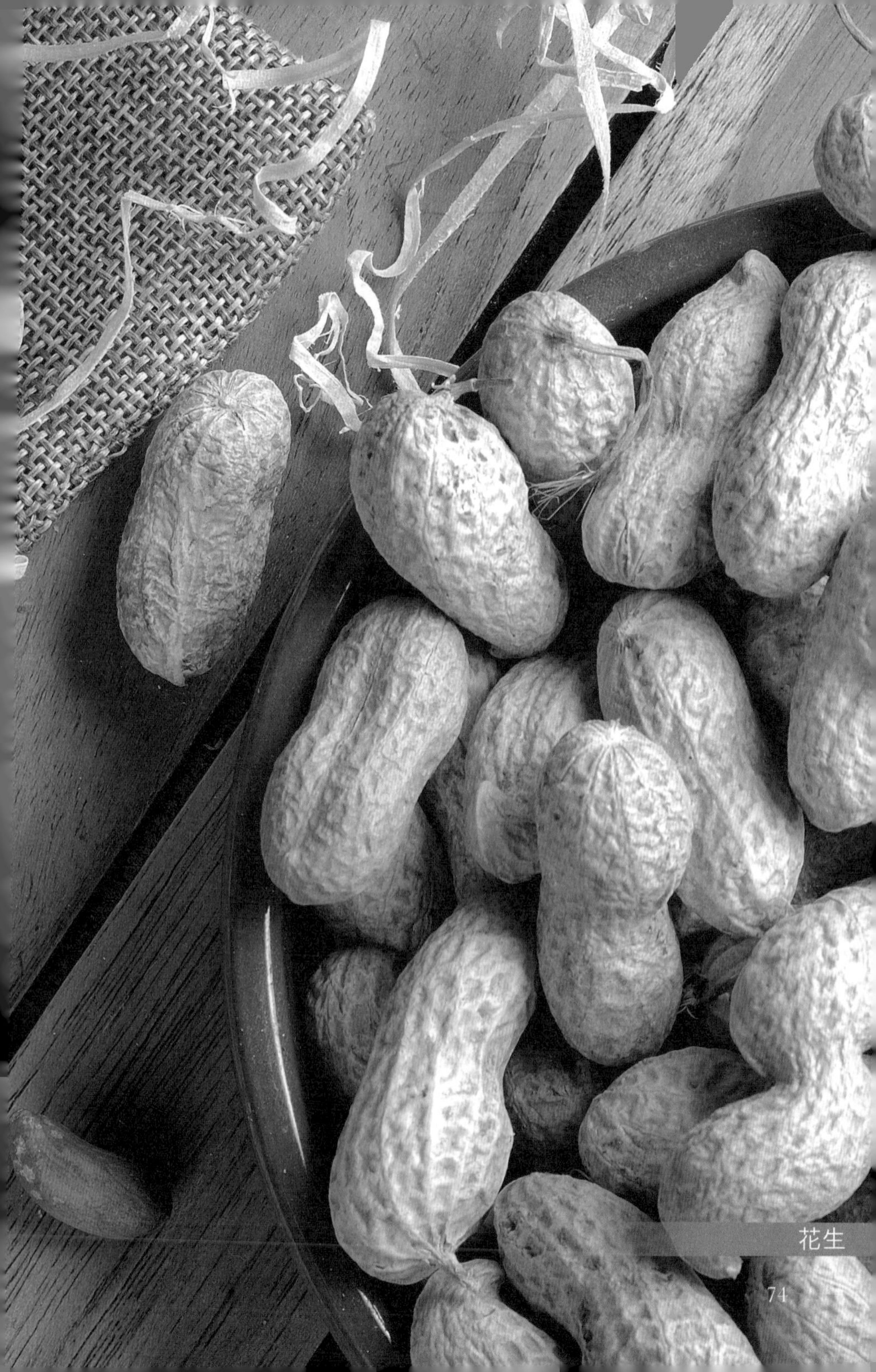
花生

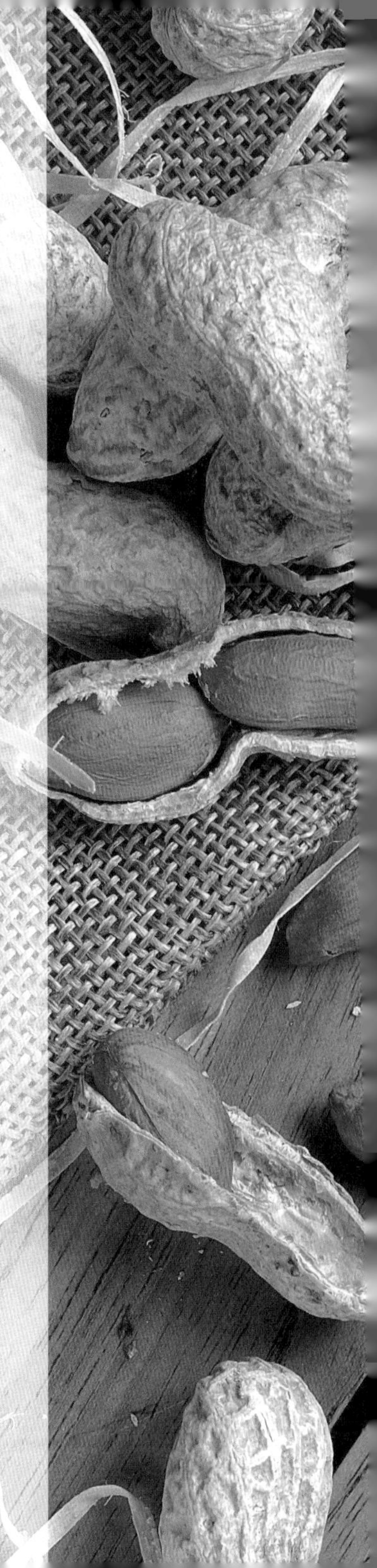

健脾祛濕湯

（2人量）

材料：眉豆、花生及生薏仁（或芡實）各30克、鯽魚1尾、生薑3片。

製法：洗淨材料，將鯽魚去鱗、鰓及內臟，沖去血水及瀝乾，用少許油和薑略煎，加清水10碗煲約2小時，調味即可。

功效：眉豆健脾除濕；花生補脾益氣、潤肺化痰；生薏仁利水滲濕、健脾除痹；芡實益腎固精，健脾祛濕；鯽魚健脾利濕、活血通絡；諸品相配能補脾益氣，利水祛濕。畏熱者用生薏仁，畏寒者用芡實。

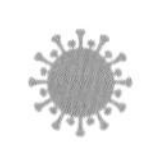
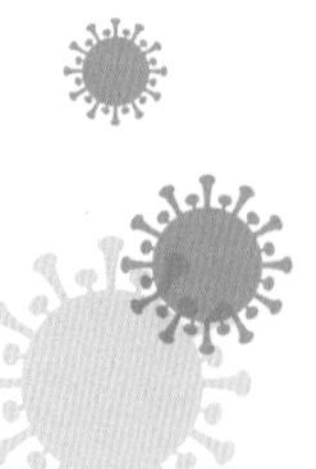

小貼士

現在是暮春時節，春天應肝木，肝氣旺，要正常而有序地升發。中醫認為肝臟與情緒的變化息息相關，所以春天最須要調控情緒。一方面不要讓情緒長期鬱結，否則會化熱化火，甚至會引起肝鬱，氣滯，血瘀的病理變化。另一方面，更要切戒動氣、發怒，否則肝氣升發太過，會引起肝陽上亢，出現頭暈、頭痛、血壓高等情況。所以春天在情緒方面的養生之道，最重要是疏肝解鬱，具體方法留待下文介紹。

新冠肺炎持續肆虐，在全球大流行，已經成為世紀疫症。新冠病毒這個正在威脅全球人類健康的頭號敵人，也是一個最公平的健康殺手，無論貧富貴賤，不論官位高低，它都平等看待。只要你稍一鬆懈，疏於防備，它都可能會令你中招，所以有關當局及權威人士，不斷苦口婆心勸市民做足防預措施，盡可能遵守相關指引，以護己護人。

這次新冠肺炎的流行程度，可算是一種瘟疫。回顧中國過去五千多年的歷史，也出現過不少大型的瘟疫，歷朝歷代，都有史料記載。而規模最大，對中醫影響最深遠的，首推東漢末年發生的大瘟疫。根據《後漢書》記載，自漢寧帝建寧四年（公元一七一年）至初平元年（公元一九〇年）期間共發生過五次大瘟疫，作為中醫臨床辨證論治依據的巨著《傷寒雜病論》，就是在這時期成書的。

話說東漢末年，政局動盪，當中有董卓之亂，三國鼎立，後有黃巾之亂等，戰亂頻仍，民不聊生。誰知人禍未完，天災又現（與過往大半年香港的情況何其相似！）。連年瘟疫，不分貴賤都受其害，即使是士大夫也不能幸免，著名的「建安七子」中的徐幹、陳琳、應瑒、劉楨也感染病逝。

在瘟疫流行期間，大半個中國受到影響，尤其是長江以北，死亡人數以千

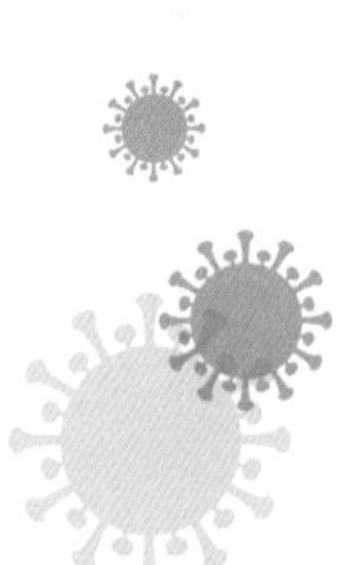

萬計。曹植在其《說疫氣》中記載：「建安二十二年（公元二一七年），癘氣流行，家家有殭屍之痛，室室有號泣之哀。」建安七子之一王粲，因應當時疫情作了《七哀詩》描述長安至荊州一路上的慘況：「出門無所見，白骨蔽平原。路有飢婦人，抱子棄草間。顧聞號泣聲，揮涕獨不還。『未知身死處，何能兩相完？』驅馬棄之去，不忍聽此言。……」

從西醫學角度回望當時的瘟疫究竟是由甚麼微生物引起的呢？當然是無從稽考。但從中醫角度理解，醫聖張仲景把之歸納為「傷寒病」。這「傷寒」並非是西醫學所指由傷寒桿菌引起的傷寒，而是廣義地泛指外感病（狹義的傷寒則指感受寒邪，感而即發的外感病。）廣義傷寒是烈性傳染病的總稱，當中可能包括了流感、霍亂、痢疾、肺炎等。

至於張仲景，雖然未有直接染病，但其家族則受害嚴重，他在《傷寒雜病論》中寫道：「余宗族素多，向餘二百，建安紀年以來，猶未十稔，其死亡者，三分有二，傷寒十居其七。感往昔之淪喪，傷橫夭之莫救，乃勤求古訓，博採眾方。」不到十年間，他家族中人死去三分之二，其中死於傷寒病者達十分之七。因此張仲景立志鑽研醫學，即文中所說「勤求古訓，博採眾方」，終於完成了劃時代的中醫臨床巨著《傷寒雜病論》。

在網上看到一篇名為〈疫情義情狂想曲〉的摘錄文章，可能會引發大家的共鳴，內心苦笑。

話說北加州在三月頭，有一間銀行開門營業不久，突然有兩名戴着口罩的亞裔青年闖了進來，所有人包括職員和客户都驚嚇得目瞪口呆。兩名戴口罩的人隨即高呼：「不要動，這是搶劫！」大家聽說是搶劫才鬆一口氣，乖乖地靜待賊人搜劫。

不過，盡忠職守的警衛堅持要這兩個劫匪先量體溫，測量體溫正常後

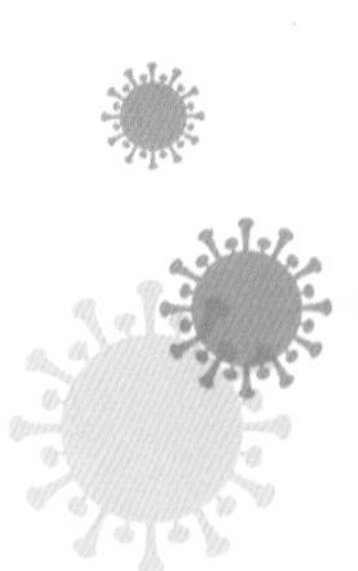

才讓他們開始行劫。正當兩人向職員索取現款時，其中一名職員突然咳嗽不止，兩名劫匪竟然嚇得連錢也不要，奪門逃去。

兩名劫匪駕車逃走，一輛警車尾隨追捕，眼看快追上了，但當警車司機看到賊車是日本 Corona 汽車時，嚇得掉頭直駛往洗車場，同時向上級要求自我隔離十四天。

洗車場老闆檢查警車時，發覺原來是韓國汽車，亦嚇得自我隔離十四天。

這個故事情節雖然誇張了一點，但亦反映時下一些人在新冠肺炎疫情影響下，幾乎成為驚弓之鳥，杯弓蛇影的心態和行動，差不多到了失控的地步，悲乎！

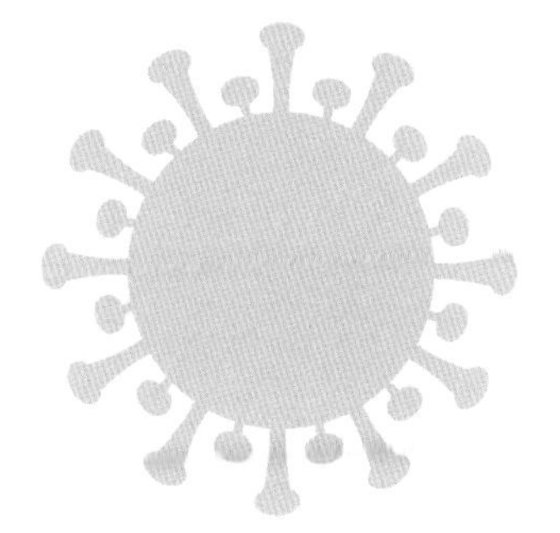

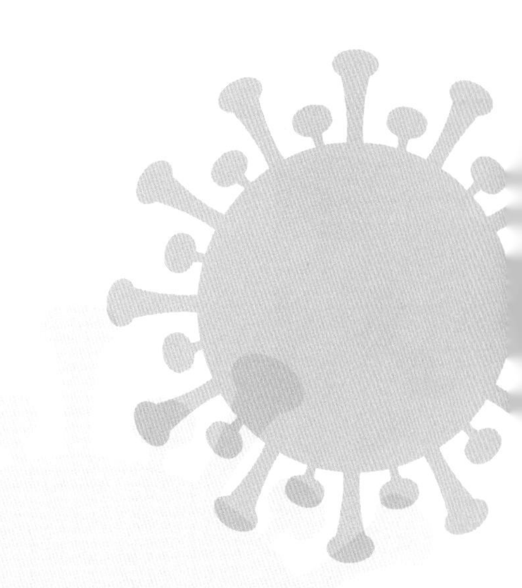

安神助眠湯

（1人量）

材料：茯苓、茯神及黨參各15克、龍骨（包煎）及牡蠣（包煎）各30克、柏子仁及龍眼肉各10克、瘦豬肉120克。

製法：洗淨材料，瘦豬肉汆水，以清水8碗先煎龍骨及牡蠣30分鐘，放入其餘材料煲1個半小時即成。

功效：茯苓、茯神、龍骨、牡蠣、柏子仁及龍眼肉均有安神作用，茯苓及茯神能寧心安神、健脾利水，龍骨及牡蠣能鎮心安神、平肝潛陽，柏子仁及龍眼肉能養心安神，黨參健脾補肺、益氣養血。諸品相配安神定魄、健脾益氣，對睡眠質素差人士很有幫助。

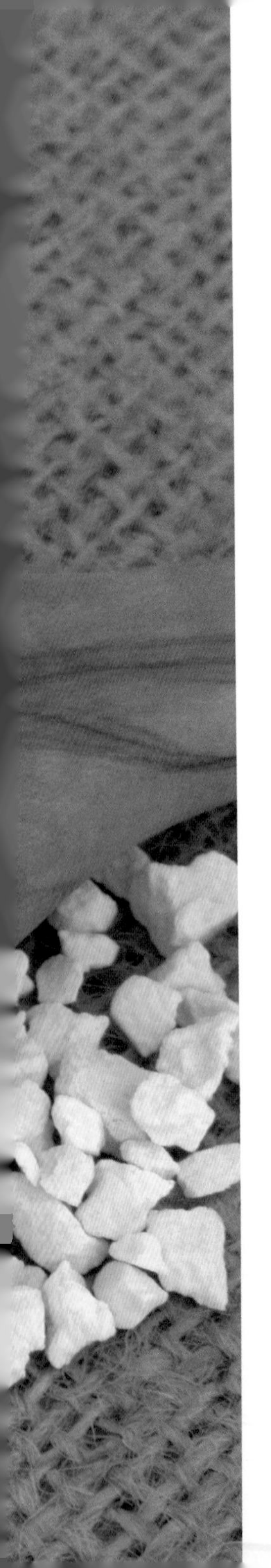

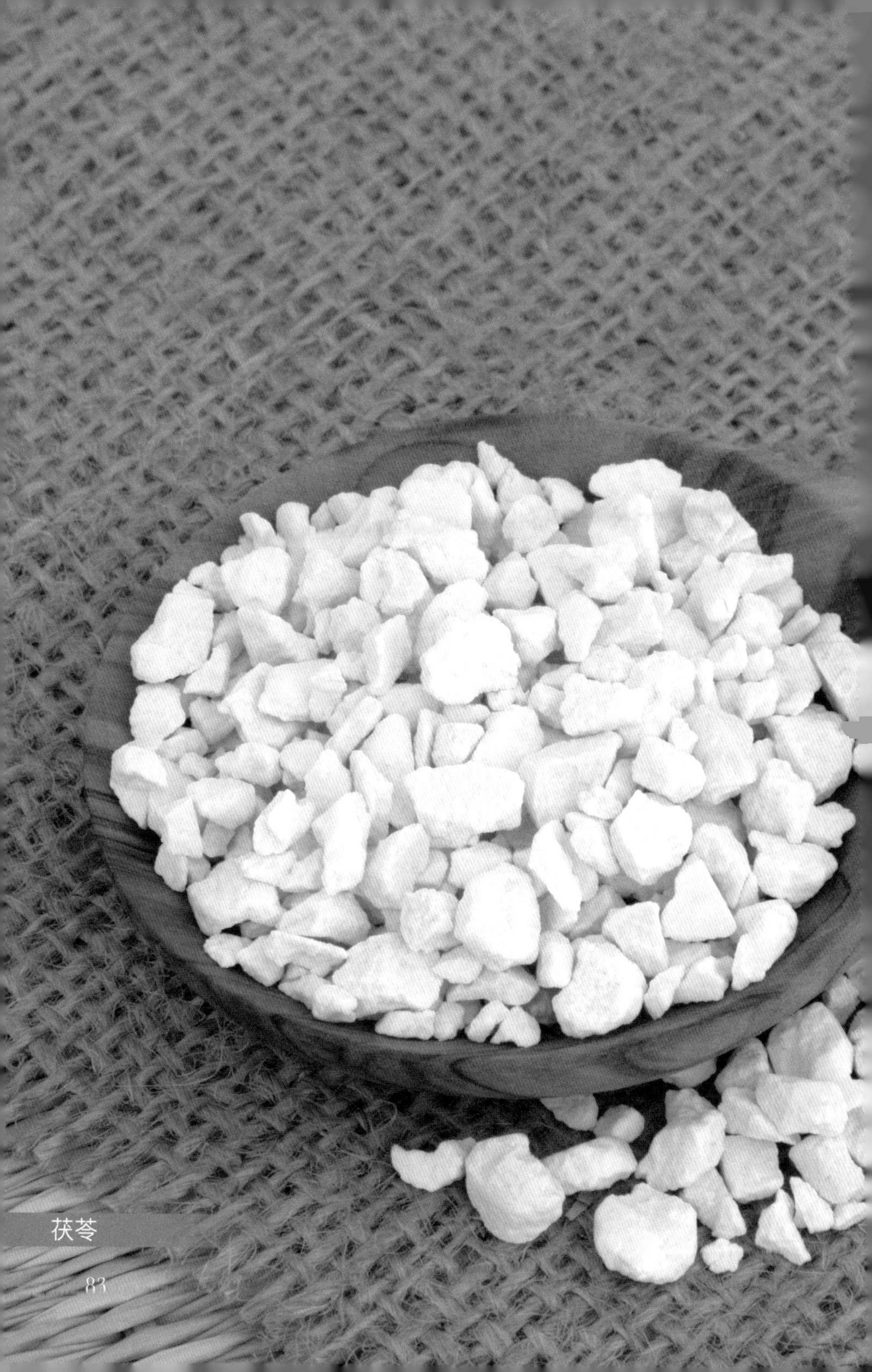

茯苓

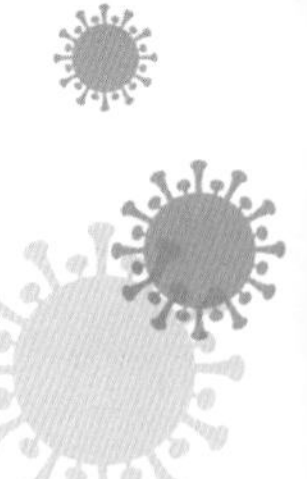

小貼士

大家受新冠病毒威脅，嚇得惶恐度日，生活節奏和質素大受影響。由於不用上課，又不敢與家人、朋友聚集，很多人甚至足不出戶，以致情緒低落，信心及生活情趣大打折扣，加上每天接收到的信息盡是令人膽戰心驚的數字，直令人喘不過氣來。筆者忽發奇想，不如反其道而行，採取主動把病毒嚇走。我在外衣或白袍袋上佩戴一個由日本製造，含二酸化鹽素製劑，大小如一個掛於胸前職員名牌的小膠袋，聲稱可以在短距離有效趕走病毒（virus buster），啟用後有效期為一個月。姑勿論有效與否，因為是家人在網上購買送給我用的，外用品看來似乎沒甚麼副作用，所以好歹也得戴上。說也奇怪，佩戴之後心理上似乎有點安慰劑效應，覺得身邊好像多了一個貼身護衛，心中增加了信心，抗病能力相信也有所提升（醫學界早已證明這是事實）。有天，家人提醒我此東西已過了期，不用再佩戴，我笑着回答：「在未有新的替代品前，我不會把它除下，希望病毒望之而生畏，不敢埋我身！」當然，我仍會做足一切應該採取的預防措施，以確保安全。

新冠肺炎持續肆虐期間，似乎中國大陸的疫情稍為緩和之際，世界各地卻出現大流行的情況。疫情發展至今，醫學界尚未研發出特效藥或獨步單方可以有效抑制／舒緩病情，但不少國內的專家意見都傾向認為中、西醫結合的治療模式似乎有較佳的效果。從學術論文及資料搜集中了解，不少科研和臨床數據（特別是武漢的經驗）都顯示中醫藥的介入，有可能產生更好治療效果，尤其是在拯救危重病人方面，中醫藥亦有可能發揮令人意想不到的效果。

早前看到一份在國內《法醫學雜誌》上發表，題為〈新型冠狀病毒肺炎死亡屍體系統解剖大體觀察報告〉的專題文章，是國內自爆發新冠肺炎以來的第

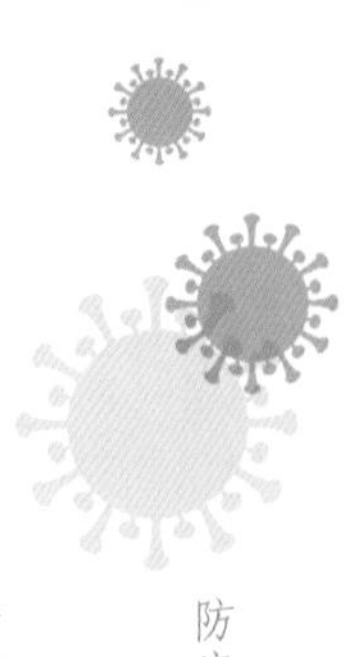

一次對因新冠肺炎死亡的屍體進行系統解剖。死者為八十五歲男性，解剖肉眼觀察結果指出：「死者肺部切面出現灰白色黏稠液體，氣管腔內見白色泡沫狀黏液，右肺支氣管腔內見膠凍狀黏液附着。」顯示很有可能是這些黏稠的液體堵塞了肺泡、氣道、肺間質和支氣管，令肺部逐漸失去換氣功能，以致病人處於缺氧狀態，最後出現呼吸衰竭而死。

可以想像在這些新冠肺炎患者的危重階段，呼吸極為困難，不斷喘氣，即使有氧氣罩和呼吸機，但氧氣進不了肺組織，更不用説氣體交換。原因是那些黏稠液體擋住了氧氣的通道，不能進行正常的氣體交換，最後病人因缺氧而窒息至死，就像是溺斃一樣。

有理由相信，如果中醫第一時間介入的話，有可能令輕症患者不會發展為重症，便不會出現上述情況，死亡率可能會大大降低。簡而言之，中醫認為上述提到壅塞於病人肺部的黏稠液體是痰濕，解剖的屍檢報告指出病人的肺部充滿了大量的黏稠的液體，液體說明病人水濕多，水濕會阻礙肺部的氣血運行；黏稠，膠着狀態，說明肺裏面有痰，痰多了，壅塞在肺部，自然會感到胸悶氣喘。咳嗽是身體企圖把這些痰咳出來，可惜痰太黏稠了，咳不出來成了乾咳。如果這些痰濕堵在肺部久久不化的話，就會鬱而化熱，病人會出現炎症反應，包括發熱。

總而言之，其實危重患者並不是真正缺氧，而是肺裏面的氣道被痰濕堵住了，氧氣進不來，只要把痰化掉，把濕氣去除，氣道便會打開，讓支氣管暢通無阻，患者的肺功能就會恢復，呼吸便會改善。

那麼中醫用甚麼方藥來解決上述問題呢？後一章介紹的清肺排毒湯正是重要的治療藥方，在臨床上通過對病人辨證論治而適時使用，並配合西醫藥的治療而發揮療效。

說故事前，先介紹　個英文字 period，常見的中文意思有幾個方面：

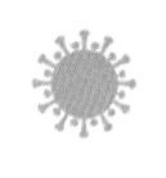
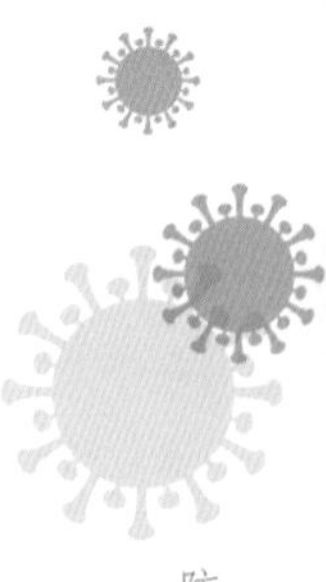

（1）一段時間；時期；時代；（2）英文文法的句號，即 fullstop；（3）月經。

有一次，小學教英文文法的老師問小明：「你明白一個 period 的重要性嗎？」小明回答說：「當然明啦！前幾天我姐姐說她的 period（月經）還未來，媽媽聽後立即暈倒，爸爸心臟病發作，而家中的司機則逃跑了！」

這是一個得啖笑的笑話，表示同一個字有幾個意思，不同的人聽了會有不同的理解，而我自己一笑之餘，則引發了對仍然肆虐的新冠肺炎的一種體會。這幾個月的疫情對現今世界的人來說，可以算是一個大時代，全球都要面對受感染的威脅，涉及生與死的問題。另一方面，如果全人類不分貧富貴賤，都能攜手合作，同心抗疫，相信很快便會為疫情劃上句號，大家再回復過往正常的生活秩序。

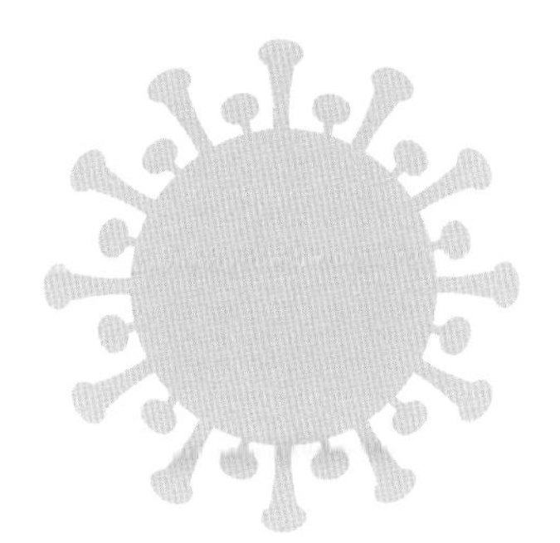

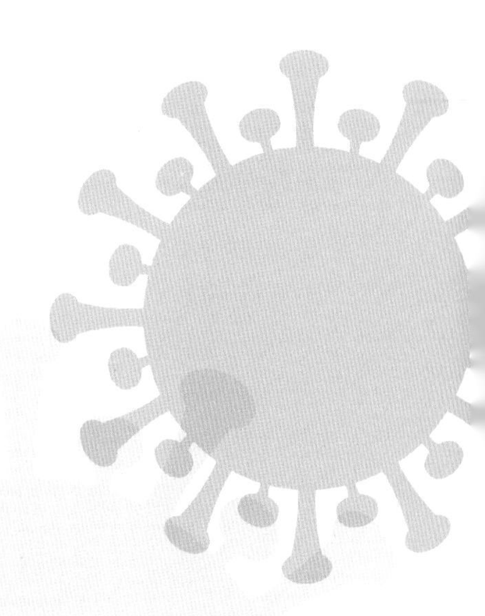

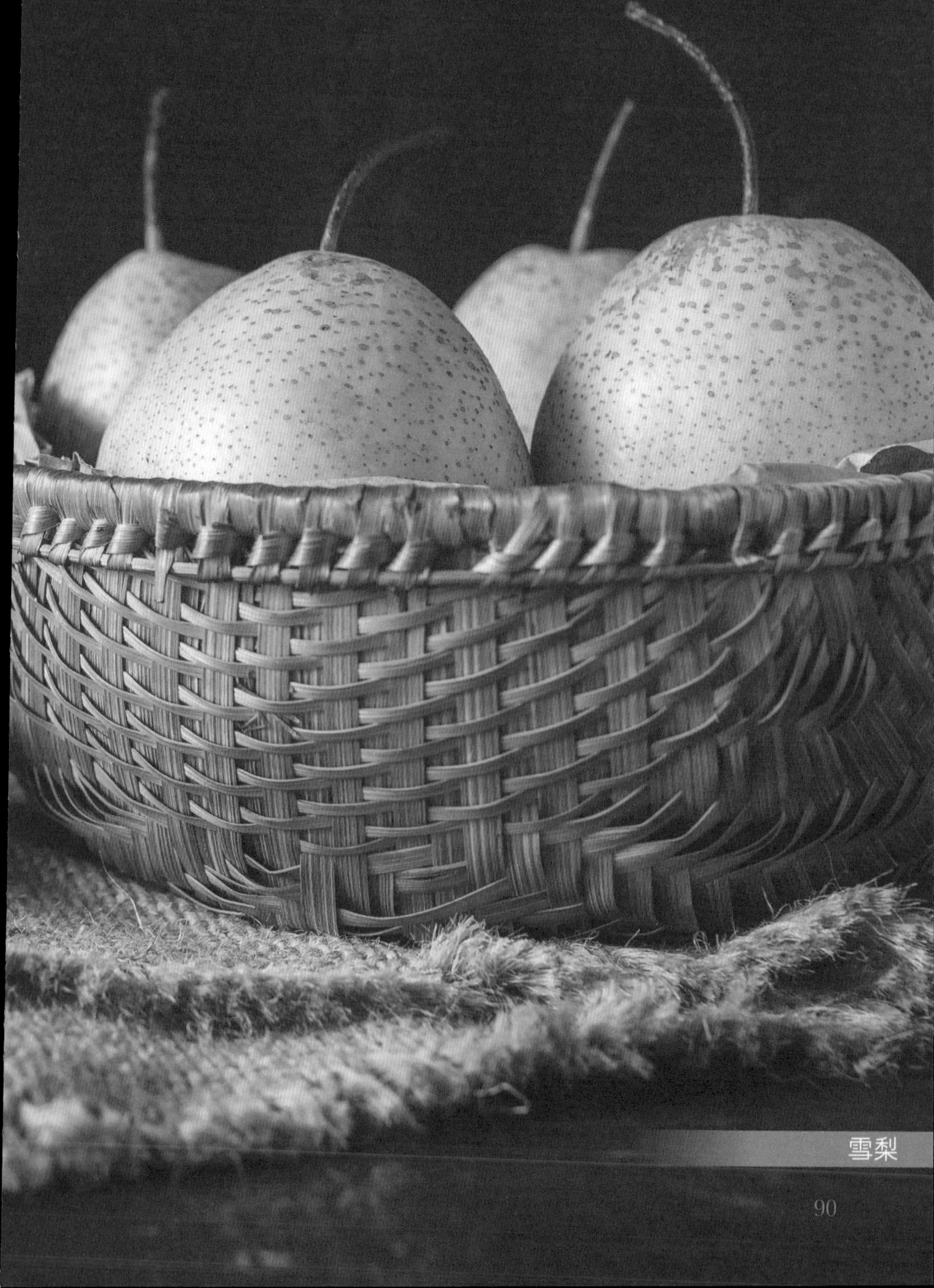

雪梨

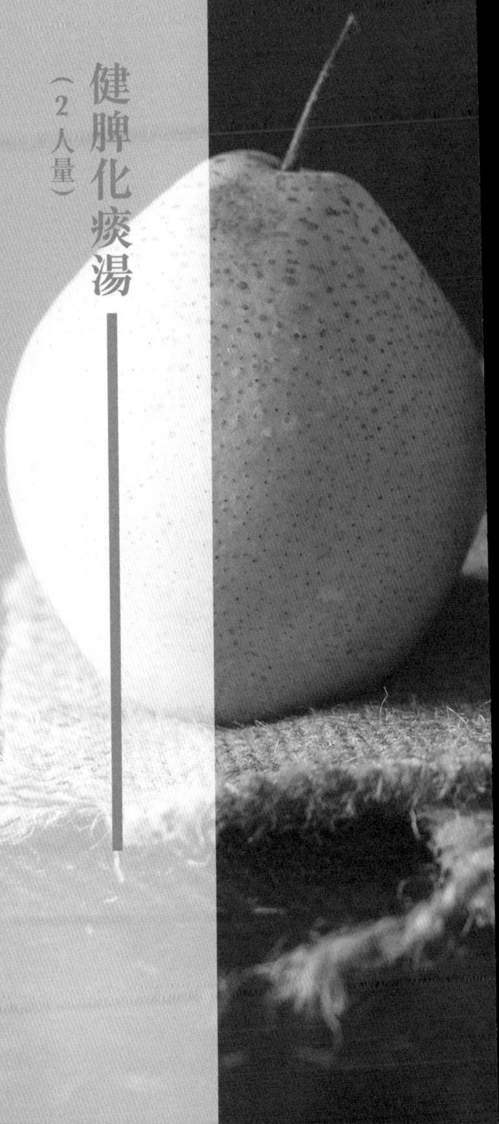

健脾化痰湯

（2人量）

材料：南蓍60克、川貝10克、北杏15克、陳皮5克、雪梨2個，喜歡肉湯者，可加蜜棗3枚、瘦豬肉200克。

製法：洗淨材料，雪梨削皮去心，肉切塊，皮留用，加清水10碗煲1小時。加肉者煲1個半小時。

功效：南蓍（五指毛桃）健脾化濕，川貝清熱化痰、潤肺止咳，北杏止咳平喘，陳皮燥濕化痰，雪梨清熱化痰、生津潤燥。諸品相配能健脾化濕，化痰止咳。

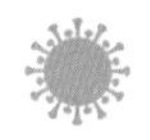
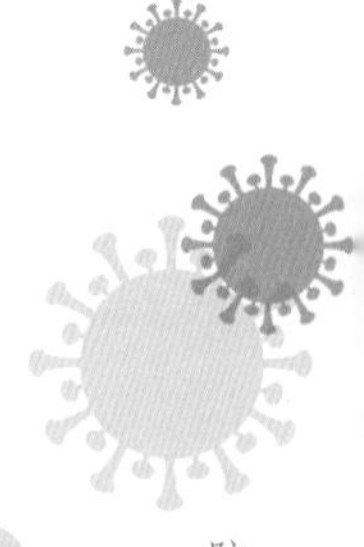

小貼士

現在已是暮春時節，春天應肝，肝氣與人的情緒息息相關。持續未息的新冠肺炎疫情，令全人類的情緒陷入低潮。當人的情緒受到壓抑，肝氣就會鬱結。暫時新冠肺炎肆虐的現實是改變不了的，為了防疫，每個人除了安守本份做好自己應做的事外，亦應放開心懷，只要心情舒暢，肝氣就能升發，順應春天生發之氣，身體的新陳代謝加快，免疫力提升，抗病的能力也會加強。北宋易學大家邵雍在其《擊壤集》中寫了一首春天的養生詩《樂春吟》：「四時唯愛春，春更愛春分。有暖溫存物，無寒着莫人。好花方蓓蕾，美酒正輕醇。安樂窩中客，如何不半醺？」雖然春分已過，目前已是清明時節，春雨綿綿，人人被迫留在家中，與其坐困愁城，不如學習邵夫子的自得其樂之道，培養情緒，享受春天之美。他覺得春天天氣不冷不熱，百花含苞待放，身旁美酒輕醇，安安樂樂，窩在家中，與大自然萬物共享春天美好時光，真是樂也融融。大家不妨因應自己的情況和喜好，調節生活作息，添加情趣，與其坐困愁城，不如提升自己的主觀能動性，增加抗疫的本錢。

二〇二〇年三月十七日，筆者在電台節目中曾討論過紅茶和普洱茶抗疫的話題，節目播出後，筆者收到不少親友傳來網上轉發的一則信息，轉錄內容如下：

剛才香港電台訪問中文大學一位醫學博士，他解釋普洱茶可阻止病毒在肺內發展，對目前中國的疫情產生了很大作用。他解釋，其他茶有其他好處。只有普洱對新冠肺炎有特殊對抗能力。平時預防要多喝，感染了這惡毒肺炎更要多喝！

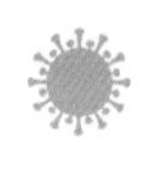
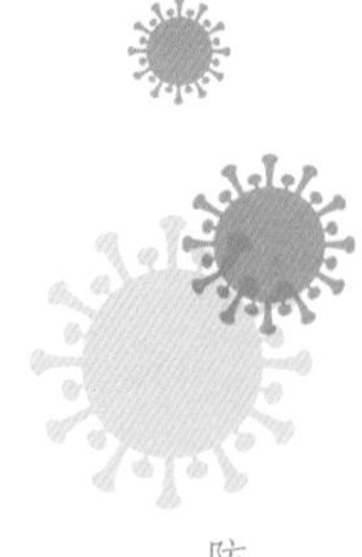

接受香港電台訪問的是：

崔紹漢博士

（中大臨床生化博士）

（浸會大學中醫學博士）

大家不妨 飲多啲 普洱茶

收到信息後，我除了向親友就某些內容作出澄清外，同時亦和我的節目主持錢佩卿溝通，主要是想就相關議題作較深入討論，特別是探討普洱茶對目前的新冠肺炎是否有防治效果，供大家作理性參考。

首先，我們很感謝聽眾對《清晨爽利》節目的支持，時時留意我們的節目內容。不過，有關上述提過的一集節目內容，本人覺得有些資料實在需要作出澄清，包括下列幾點：

（1）轉發信息的內容提到本人為中文大學一位醫學博士，這點不符事實，其實本人一向沿用的學歷，是香港中文大學臨床生物化學（簡稱生化）博士，和香港浸會大學中醫學博士，正正就是轉載內容末段所提及的兩個學歷。

（2）在當天節目中和網上資料引述的科研論文〈Inhibition of SARS-CoV 3C-like Protease Activity by Theaflavin-3，3-digallate（TF3）〉是台灣學者在二〇〇五年醫學期刊發表的研究報告，指出茶黃素（Theaflavin）可以抑制二〇〇三年出現的沙士（SARS）冠狀病毒的蛋白酶，推論紅茶或是普洱茶有可能抑制沙士冠狀病毒，但在我們的相關討論中並無提到可抑制自二〇一九年開始流行的新型冠狀病毒。而且抑制病毒是對引起疾病的病原體而言，對抗新冠肺炎是治療疾病，能夠抑制新冠病毒不一定就可以治療新冠肺炎，兩者不一樣。所有聲稱有治療效果的藥物或健康食品，均應經過嚴格的動物及人體測試，證明有效後才能應用於臨床上。

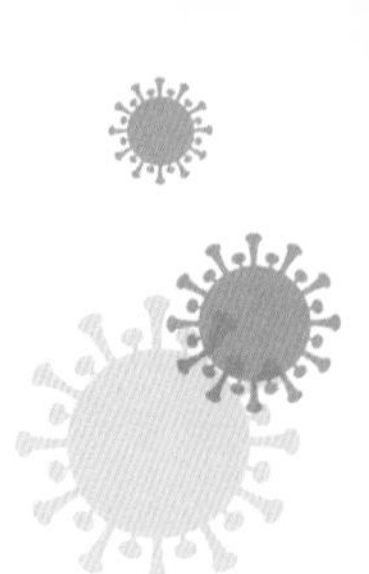

（3）一直以來，大家都認同喝茶是益處多於害處（除非飲過量或過濃的茶，尤其是易失眠的人士），我們是主張平時或在目前疫症流行期間，適量或略為多飲普洱茶（當然也可包括其他茶類如綠茶），對身體亦是有益的。

究竟普洱茶有甚麼益處和害處呢？我們留待下文討論。此外，近日台灣的學者再在國際醫學期刊上，發表一篇題為《The potential chemical structure of anti-SARS-CoV2-RNA-dependent RNA polymerase〉（抗 SAR-S 冠狀病毒 -2 RNA 依賴性 RNA 聚合酶的可能化學結構），文中探討以電腦運算方式計算茶黃素有可能抑制新冠病毒複製所需的關鍵 RNA 聚合酶，引起台灣醫學界的關注，特別是一個相關的話題：「台灣本土茶葉可抑制新冠病毒增生」引起熱烈討論，我們留待另文論述。

新冠肺炎期間，流行不少網上笑話，有一些還是拿多個國家的領導人來開玩笑的。筆者把其中一個笑話略作修改，說給大家聽聽。話說有一架飛機上有五個乘客，其中三位是不同國家的領導人，另外還有教宗方濟各和一名十歲左右的小學生。突然，機長宣佈機件失靈，飛機快要墜毀，但機上只有四個降落傘。甲國領袖說：「我國新冠肺炎疫情嚴重，我必須繼續帶領國民抗疫，所以我先走。」說罷便背起一個降落傘跳出飛機。乙國領袖跟着說：「我國抗疫策略非常成功，至今零感染，所以我一定要回國繼續執行此政策。」說罷又背起第二個降落傘跳下去。丙國領袖為人浮誇，好大喜功，常常大言不慚，他眼見兩國領袖先後跳傘離開，也不甘後人搶着說：「我是全國，甚至是全世界最聰明的人，我要活着領導全世界抗疫。」說罷又背起一個包跳下去。現在只剩下教宗和小朋友，教宗對小朋友說：「我活到一把年紀，你才剛開始你的人生，所以最後一個降落傘留給你用吧！」但小朋友回答說：「教宗，不用擔心，這裏仍然有兩個降落傘，剛才全世界最聰明的人拿了我的書包跳了下去哩。」看完這笑話我有一個體會，新冠肺炎期間，坊間或網上都流傳很多聲稱可以抗新

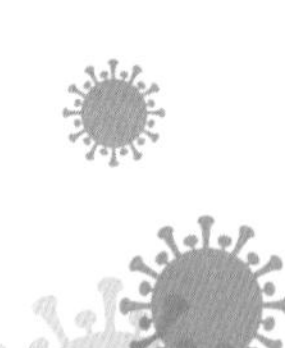

冠病毒或治療新冠肺炎的方法、藥方、食物／保健品，但大家一定要認識清楚，不要隨便相信或盲目跟風嘗試，否則「非徒無益，而又害之。」

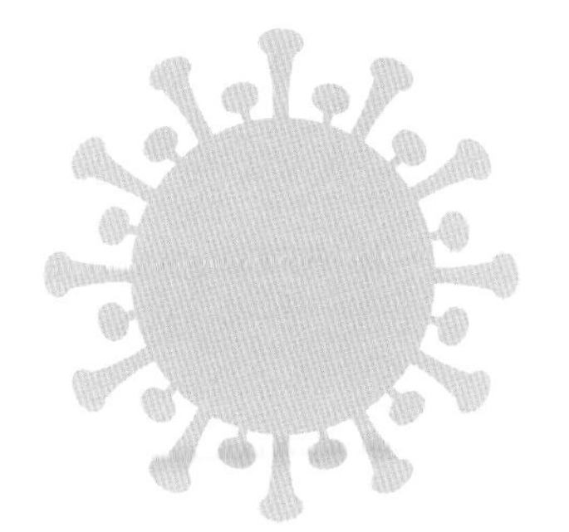

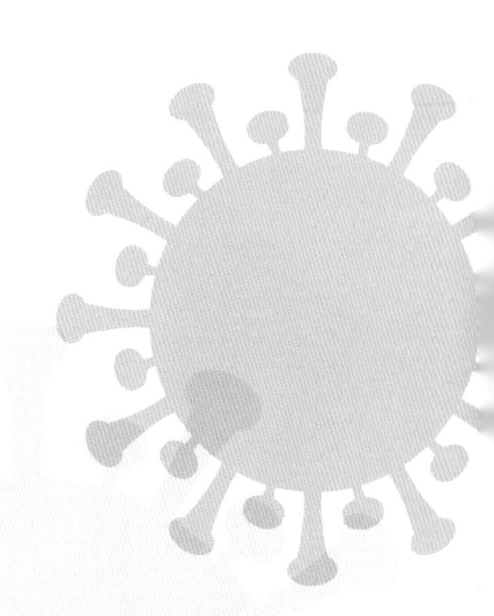

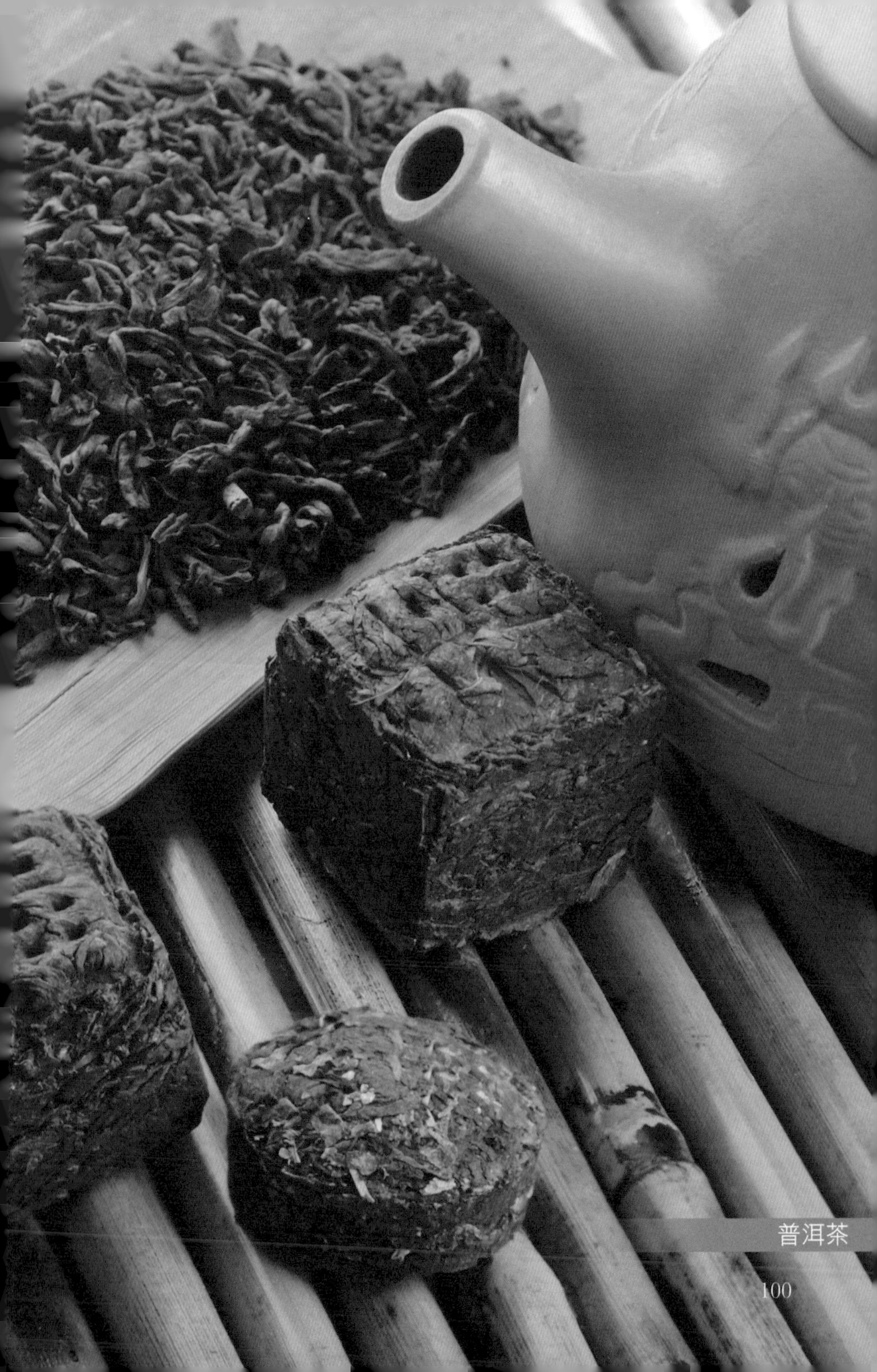

普洱茶

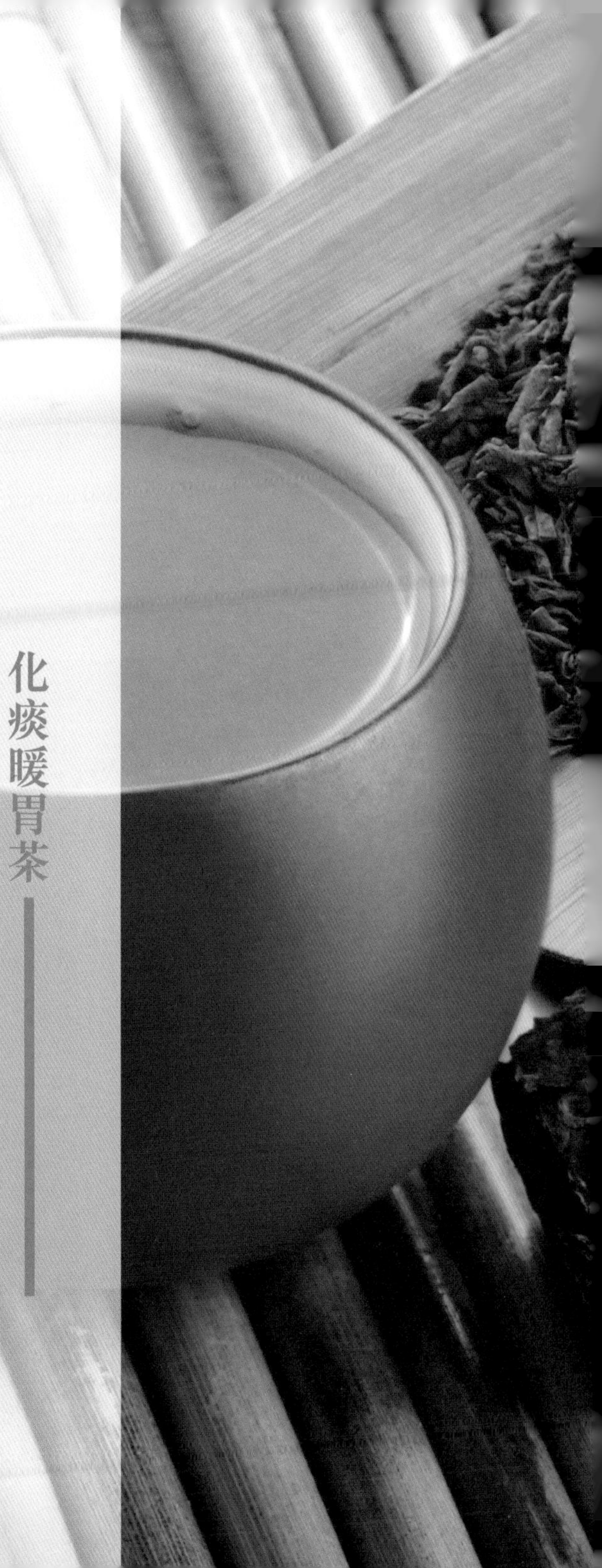

化痰暖胃茶

（1人量）

材料：陳皮及普洱茶葉各5克。

製法：用滾水沖洗上述材料後，再沖入滾水泡焗15分鐘即成。

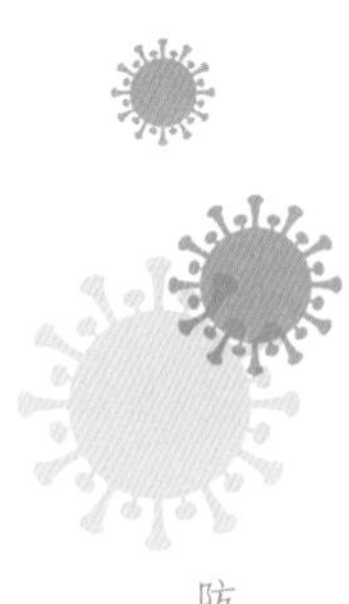

現就以普洱茶做主題，漫談飲茶（特別是普洱茶）的好處、一些禁忌，和一些趣事。先談談飲茶的好處以溫故知新。

茶有多個品種，分為紅茶、綠茶、烏龍茶、花熏茶、磚茶和混合茶等（參考國醫大師陳存仁之《食療食補全書》），其中紅茶是在處理過程中曾發酵的茶；綠茶則未經發酵；烏龍茶則經半發酵而介乎紅茶和綠茶之間；花茶以綠茶為原料，用香花（如玉蘭、茉莉、玫瑰等）熏香而成；磚茶是把紅茶或綠茶的材料加壓製成磚狀，團狀或塊狀（如普洱方茶）；混合茶是把紅茶、綠茶混合而成的雞尾茶。

不少古籍都有提到飲茶的好處，如《本草求真》：「凡一切食積不化，頭目不清，痰涎不消，二便不利，消渴不止，及一切便血、吐血、衄血、血痢、火傷、目疾等症，服之皆能有效。」《隨息居飲食譜》云：「茶微苦、微甘而涼，清心神、醒睡除煩、涼肝膽、清熱消痰、肅肺胃、明目解渴。……普洱產者，味重力竣，善吐風痰，消肉食，凡暑穢痧氣腹痛，霍亂痢疾等症初起，飲之輒愈。」《茶譜》亦指出茶有「醒酒、明目解渴。消食、除痰」等功效。

現代營養學的分析亦發現茶含有多種化學成份，依其含量的多少次序為水份、蛋白質、氨基酸、生物鹼（如咖啡鹼、可可鹼）、茶多酚（包括兒茶素、黃酮類、花青素、酚酸、糖類、有機酸（如蘋果酸、檸檬酸、琥珀酸等）、類脂質、色素（如葉綠素、茶黃素、胡蘿蔔素等）、芳香物質、維生素（A、B_1、B_2、B_3、B_5、B_{11}、C）、酶類、無機化合物等。因此茶有這麼多好處，總結其作用有抗氧化、解毒、降脂、抗癌、抗衰老等幾方面。

說回普洱茶，它產於雲南地區，尤以普洱縣為主，分生茶和熟茶兩種。如果普洱茶葉在加工過程中沒有經過人工發酵，即為普洱生茶，顏色較熟茶淺，味甘偏涼，有清熱解毒、消滯去油膩的功效，適合體質偏熱，或因多食煎炸燥熱食物而上火的人士飲用。至於普洱熟茶，是在製作過程中經過發酵，顏色較

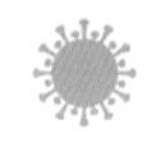
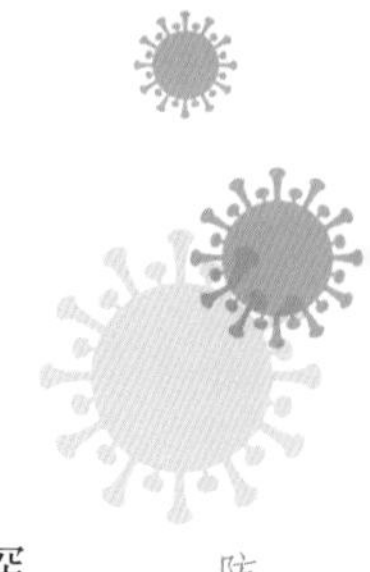

深，性溫，有溫胃化濁、消滯去油膩的功效，適合體質虛寒，尤其是胃寒，抗拒冷凍飲食，或水土不服，胃酸倒流人士飲用。

不過，有些人是不適宜飲茶，包括有習慣性便秘易失眠的人士；懷孕婦女和產婦在哺乳期忌飲濃茶。此外，在服用人參、西洋參、土茯苓、威靈仙、安眠藥、鐵丸等藥物時勿用茶送服，以免影響藥效。飲茶還有幾忌：忌多、忌濃、忌冷、忌隔夜。《本草拾遺》：「食之宜熱，冷則聚痰，久食令人瘦，使不睡。」

普洱茶的起源，原來有一個有趣的故事，並且和乾隆皇有關。話說雲南普洱城內有一個大茶莊，莊主姓濮，祖傳幾代都經營茶莊。由於其茶莊的茶葉品質特佳，故被選為貢品。某一年負責護送貢品入宮的是濮少莊主。這一年普洱城春雨連綿，茶葉未完全乾透，便要趕急壓餅上路。由雲南走到北京城需時三個多月，由春天走到夏天，到達北京後，一行人入住客棧，濮少主小心打開茶箱查看，發覺所有茶餅都因受潮發霉而變了色，頓時嚇得魂飛魄散，無計可施之下，唯有把小量茶葉泡了，試試味道，豈料大家喝了此茶，覺得滋味不錯，同聲讚好，於是放膽把茶送入宮中進貢給乾隆皇帝。

原來乾隆是好茶之人，並精於品茶，他看到由普洱城送來的茶餅與別不同，圓大如月，用之泡茶後茶色啡紅明亮，十分特別，香氣醇厚濃鬱。他喝了一口，感覺茶味甘甜爽滑，入胃後暖和清潤，於是龍顏大悅，詢問太監有關該茶資料，但太監詢問濮少主等人，卻說不清茶餅如何製造，只知是雲南普洱府所貢。乾隆也聽不明白濮少主等人結結巴巴地用雲南話說的細節，只得知是普洱府所貢，便開口御封為「普洱茶」。

茶莊等人拿了一小角的茶餅回普洱城，由茶師鑽研出加工技術，精益求精，於是普洱茶便大行其道，工藝代代相傳，而且歲歲進貢入宮，令清宮出現「夏喝龍井，冬飲普洱」的喝茶傳統。

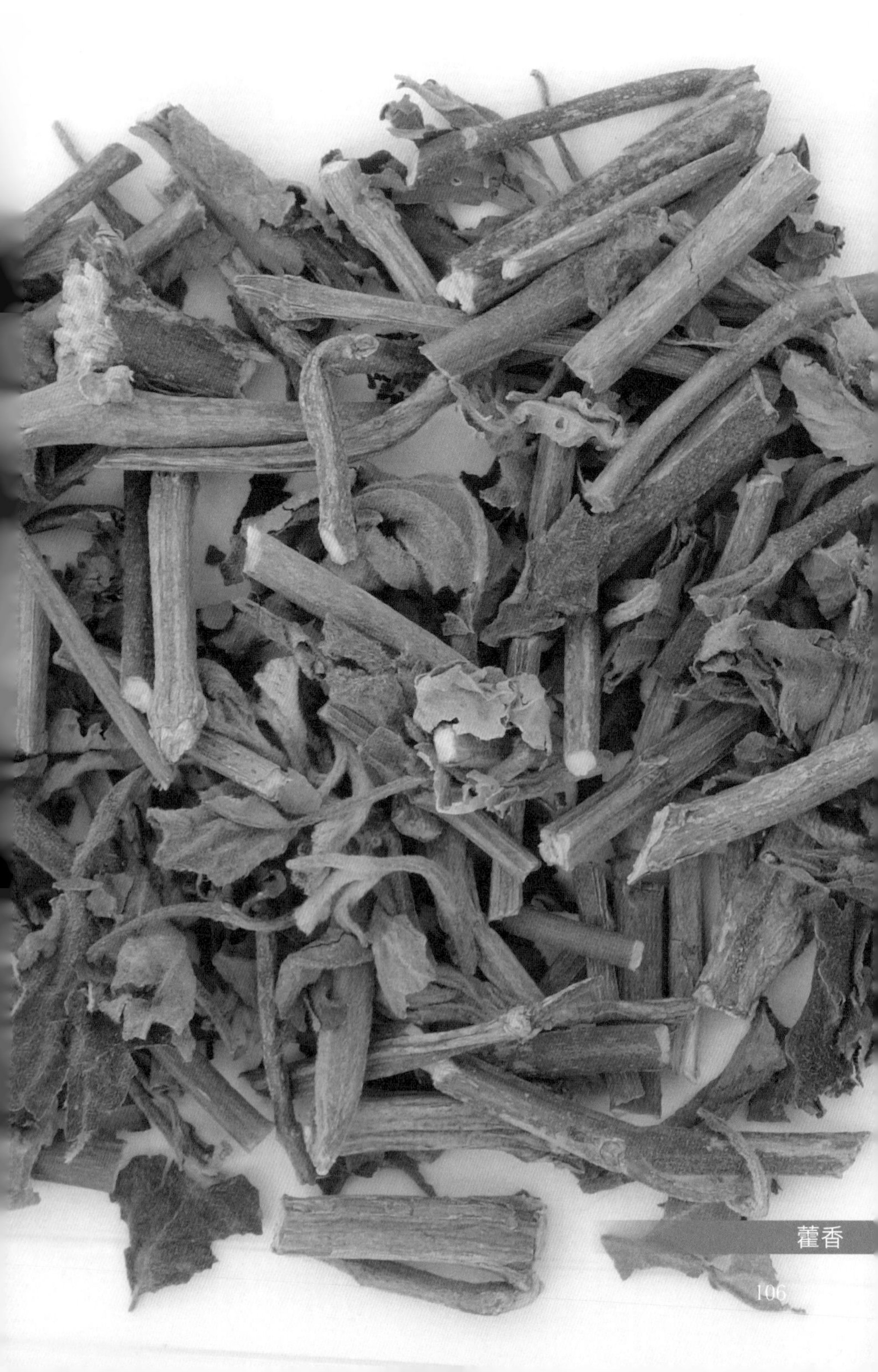
藿香

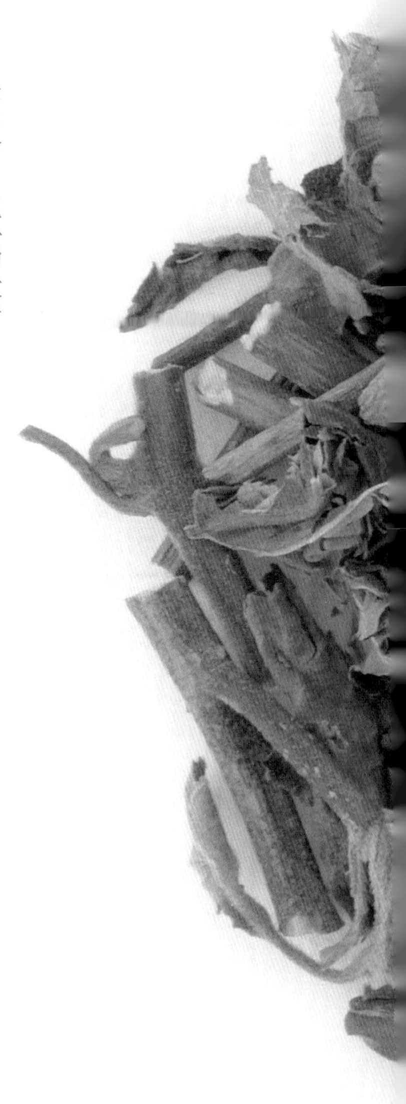

消食止瀉茶

（1人量）

材料：藿香及蘇葉各5克、陳皮及普洱茶葉3克（不喜歡紅茶人士，可改用烏龍茶）。

製法：用清水3碗煲15分鐘即成。

功效：藿香芳香化濕、和胃止嘔，蘇葉疏風散寒、理氣寬中，陳皮理氣健脾、燥濕化痰，茶葉消食止瀉。此茶能和胃止嘔、消食止瀉，適合有食滯及輕微腹瀉人士飲用。

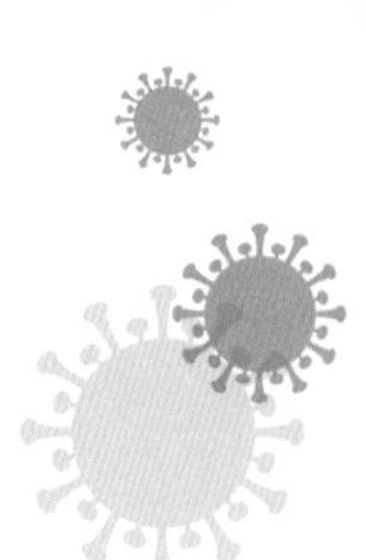

之前討論普洱茶是否有抑制新冠病毒的功效時，我們澄清在二〇〇五年台灣學者的相關研究只涉及二〇〇三年的沙士冠狀病毒，與二〇一九年開始肆虐的新冠病毒完全無關。我們也提到近日另一批台灣學者在國際醫學期刊 *Journal of Medical Virology*（《病毒學期刊》）發表了題為〈The potential chemical structure of anti-SARS-CoV-2 RNA-dependent RNA polymerase〉（中文譯為：〈抗 SARS-CoV-2 RNA 依賴性 RNA 聚合酶的可能化學結構〉）的研究論文，研究人員探討以電腦運算方式計算茶黃素有可能抑制新冠病毒複製所需要的關鍵 RNA 聚合酶。簡單地說，研究結果提示茶黃素可能有抑制新冠病毒的效果。

不過正如筆者在前文提過，有研究發現紅茶和普洱茶中的茶黃素對二〇〇三年的「沙士」冠狀病毒可能有抑制作用後，不少親友和聽眾立即廣傳「飲普洱茶可以防治新冠肺炎」的信息那種情況一樣，有關研究的消息一經報道，台灣民間立即流傳着類似的相關信息，下列資料是引述「元氣網：韋恩的食農生活，二〇二〇年三月二十九日」發放的信息：

（1）嘉義長庚中醫從「台灣茶葉」發現新冠肺炎潛力藥物。（《中時》）

（2）台灣本土茶葉可抑制新冠病毒增生。（早安健康）

（3）台灣茶葉可抗新冠肺炎。（《工商時報》）

（4）喝茶能治肺炎？（TVBS 大家看看）

其實，領導上述研究的嘉義長庚醫院中醫科主任吳清源教授指出，茶黃素的作用與治療病毒性肺炎的藥物「瑞德西韋」的作用機理相似，主要是攻擊病毒複製所需的蛋白酶，有關研究的目標，就是干擾新冠病毒 RNA 聚合酶，從而阻止病毒的增生。但他又強調此項研究發現目前僅為電腦運算結果，需要更進一步實驗來驗證其效果。事實上，此項研究剛處於起步階段，還需經過細胞實驗、動物實驗和人體實驗，獲得起效劑量、治療量、療程、首過效應，可能產生的副作用等資料，才能真正付諸臨床應用。

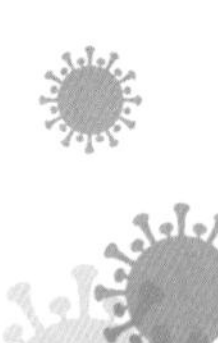
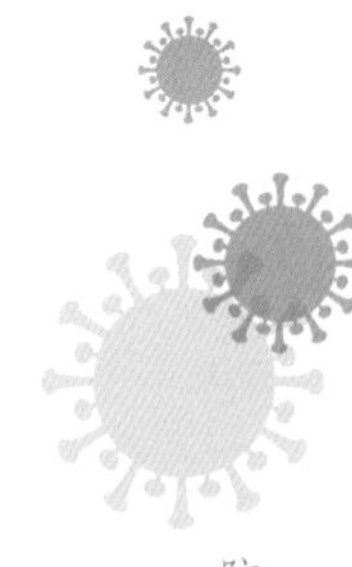

台灣的食藥署亦就有關傳聞作出兩點澄清：

（1）有關網路媒體流傳紅茶或普洱茶中所含成份「茶黃素」可對抗新型冠狀病毒，食藥署提醒民眾，目前醫學研究針對新型冠狀病毒之特性仍未完全了解，在沒有確切的科學實質證據論述基礎下，對於「紅茶或普洱茶可以抵抗新型冠狀病毒、增加免疫力之偏方」傳聞，應該抱持小心謹慎的態度，不要隨便輕易相信，也避免再轉傳親朋好友。

（2）「茶」類本質仍屬食品，並無治療疾病的效果，若有身體不適情形（例如：發燒、咳嗽及流鼻涕等呼吸道症狀），應依循正規醫療渠道醫治，並遵醫囑治療，勿聽信偏方而延誤就醫時機。

相信上述兩點勸喻放諸四海而皆準！

新冠肺炎肆虐期間，全球各國均採取限制人群聚集的隔離令，要求人民留在家中、禁止外出。早前又接到朋友轉發的網上信息，只有幾句與隔離令相關的說話，看似笑話，其實發人深省，現轉述給大家：

隔離——人權沒了

不隔離——人全沒了

Quarantine—No human right

No quarantine—No human left

隔離——I see you

不隔離——ICU

筆者個人的理解，隔離政策是個兩難局面，外國有句名言，匈牙利詩人

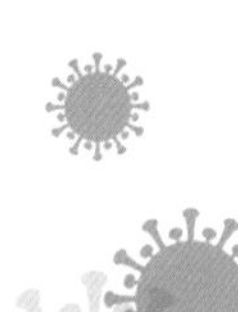

云：「生命誠可貴，愛情價更高，若為自由故，兩者皆可拋。」這兩句說話可簡化為：「生命誠可貴，自由價更高。」亦有云：「不自由，毋寧死！」但中國亦有句名言：「留得青山在，哪怕無柴燒。」亦有云：「死有輕於鴻毛，重於泰山。」如果在疫情流行期間，只為了個人享樂的自由，而不顧自己及別人的安危，甘冒受感染的風險，謬然外出，是鴻毛？還是泰山？留待大家自己評價。

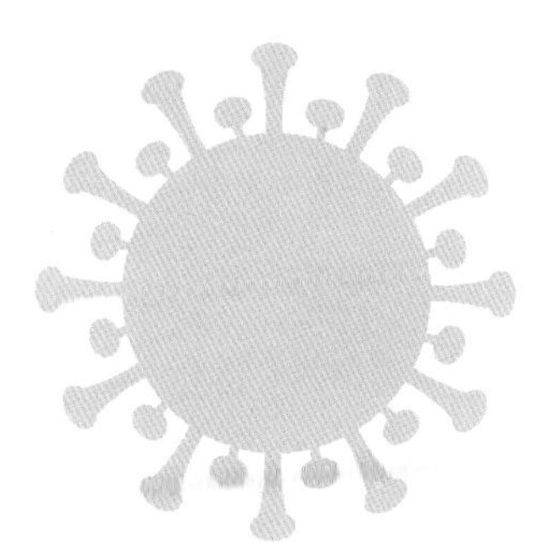

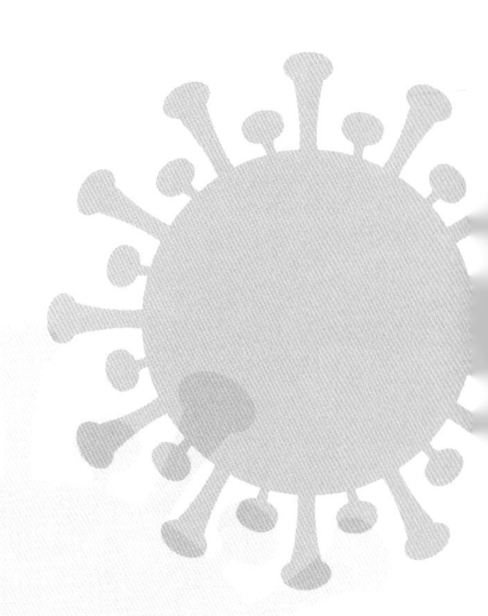

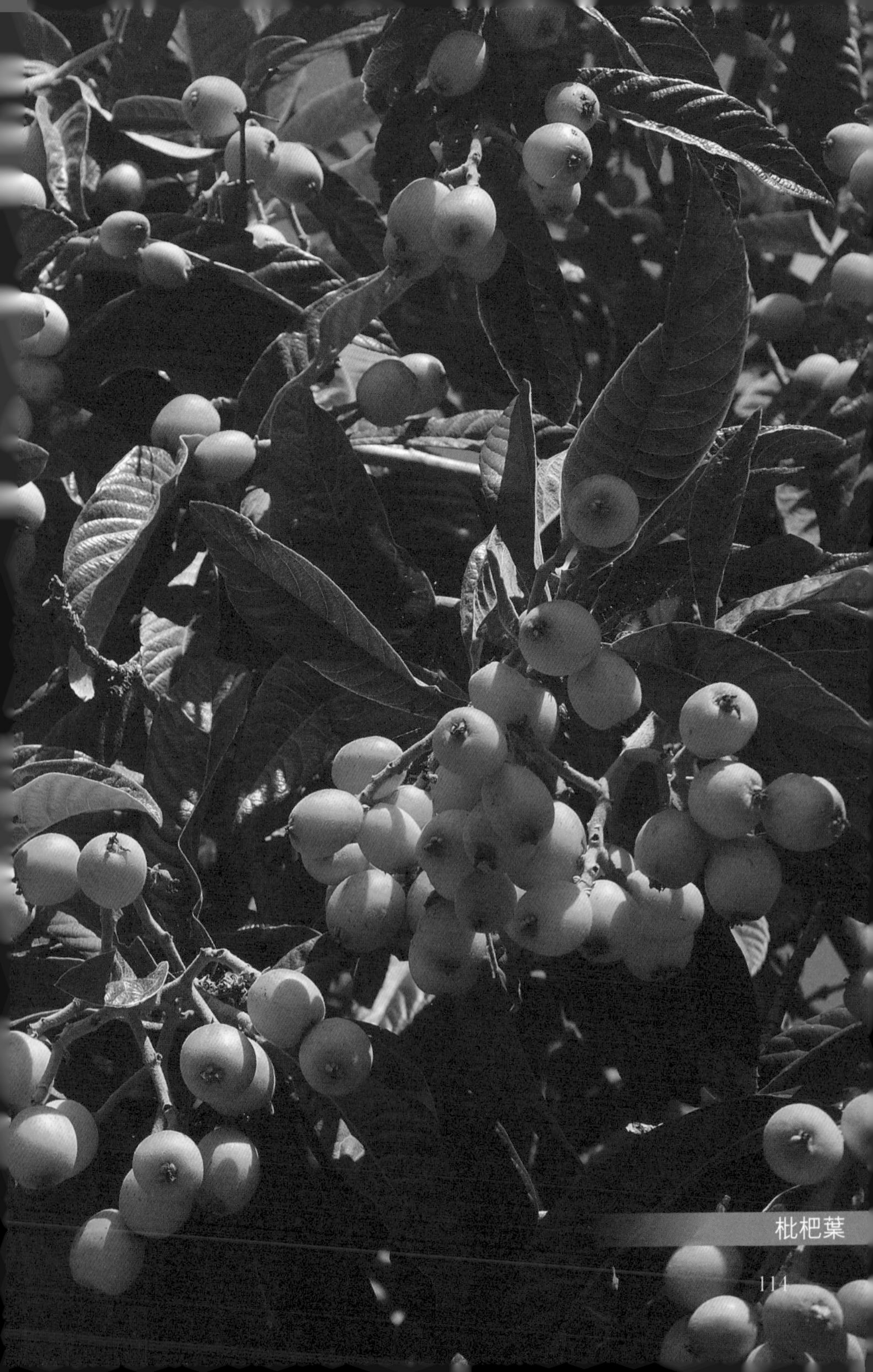
枇杷葉

三葉湯
（2人量）

材料：枇杷葉、龍脷葉及布渣葉各30克、北杏20克、雪梨2個。

製法：洗淨材料，雪梨削皮去心，肉切塊，皮留用，加清水6碗煲45分鐘。

功效：枇杷葉、龍脷葉及布渣葉均能清肺化痰，布渣葉又能消食化滯，北杏下氣化痰，雪梨清熱化痰、生津潤燥；此湯能清肺化痰，消食化滯。如喜愛飲茶者，用此湯液焗普洱茶，取名四葉茶，加強消食化積，化痰止咳效果。

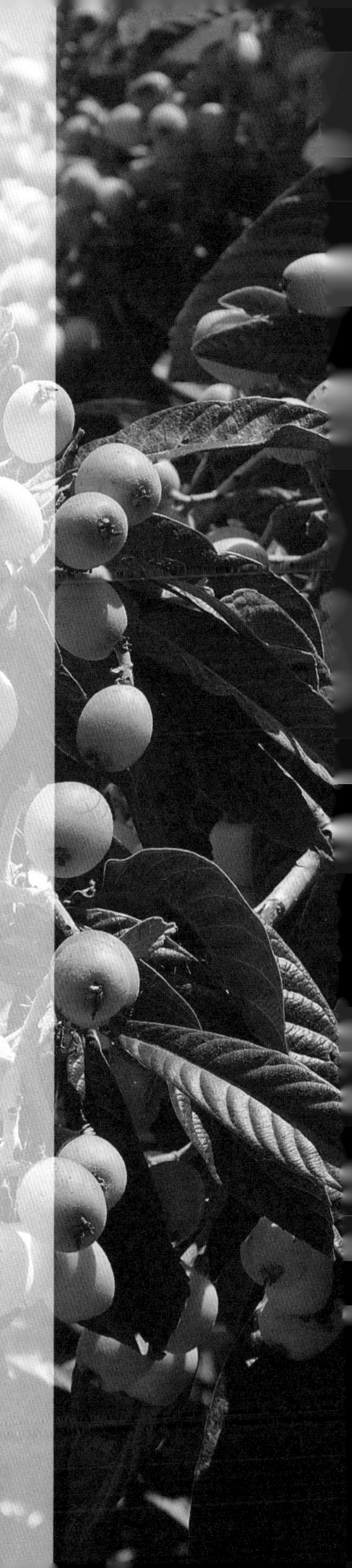

解構防治新冠肺炎三藥方

——清肺排毒湯、連花清瘟膠囊和藿香正氣散

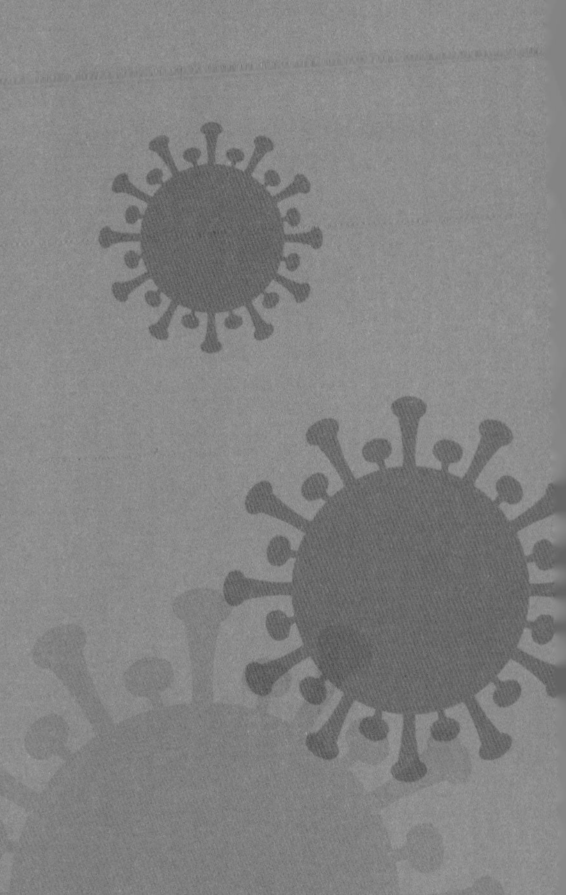

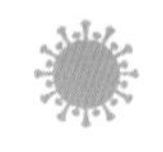
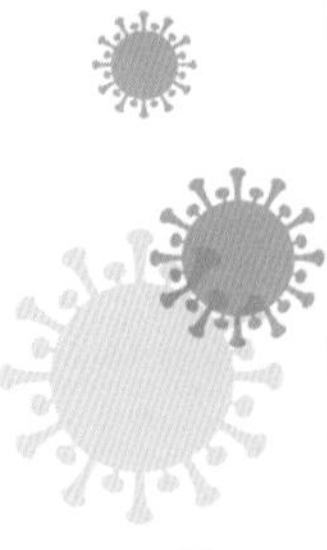

二〇二〇年五月，國內新型冠狀病毒肺炎的疫情似有緩和之勢，不少網上及傳媒資料顯示，國內採用中西醫結合的治療模式似乎有較好效果。中醫有三條藥方備受注目——清肺排毒湯、連花清瘟膠囊和藿香正氣散。本文目的不在於確證這三方對防治新冠肺炎的療效，而是想從中醫學角度，分析它們的組方原則和如何通過中醫臨床辨證論治的思路，用於治療新冠肺炎患者，從而探討其針對新冠肺炎的有效性。

清肺排毒湯

材料：麻黃9克、炙甘草6克、杏仁9克、生石膏15至30克（先煎）、桂枝9克、澤瀉9克、豬苓9克、白朮9克、茯苓15克、柴胡16克、黃芩6克、薑半夏9克、生薑9克、紫菀9克、款冬花9克、射干9克、細辛6克、山藥12克、枳實6克、陳皮6克、藿香9克。

上述中藥，主要分為四條傳統經方，都是東漢醫聖張仲景始創的名方，再加上另外四味中藥組成清肺排毒湯。四條經方分別為：

（1）麻杏甘石湯（麻黃、杏仁、炙甘草、石膏），有辛涼宣肺、清熱平喘之效，主治表邪未解、肺熱咳喘證引起的身熱不解、咳逆氣喘。

（2）射干麻黃湯（射干、麻黃、細辛、紫菀、款冬花、半夏、五味子、生薑、大棗），有宣肺祛痰、下氣止咳的功效，主治痰飲鬱結、咳而上氣（似哮喘）。

（3）小柴胡湯（柴胡、黃芩、人參、炙甘草、半夏、生薑、大棗），能和解少陽，主治外邪困於半表半裏不解的傷寒少陽症，症見時寒時熱、咽乾、口苦、虛浮、納呆、心煩、噁心嘔吐、胸脇滿悶等。

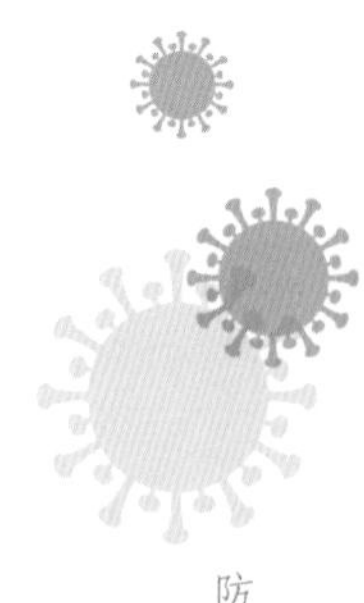

（4）五苓散（豬苓、澤瀉、白朮、茯苓、桂枝），有利水滲濕、溫陽化氣功效，主治痰飲、水濕內停引起的蓄水證，主症為小便不利、水腫、洩瀉等。

另加的淮山益氣健脾、益肺養陰；陳皮理氣化痰；枳實豁痰散痞消積；藿香芳香化濕止嘔。上述諸藥配合，可發揮透解表邪、清肺熱、祛痰濕、宣肺氣、止咳平喘的功效。那麼這方為何會適用於治療新冠肺炎呢？

之前提到一篇在國內《法醫學雜誌》（二〇二〇年：第三十六卷第一期）發表，題為〈新型冠狀病毒肺炎死亡屍體系統解剖大體觀察報告〉的研究簡報，由華中科技大學同濟醫院法醫學系劉良教授在全國率先對一名新冠肺炎死亡屍體作系統解剖，把肉眼觀察結果作出報道。死者是一名八十五歲男性，臨床死亡原因為「新型冠狀病毒肺炎、呼吸衰竭」。解剖結果顯示：「切開肺部可見大量灰白色黏稠液體溢出，並可見纖維條索。……氣管腔內見白色泡沫狀黏液，右肺支氣管腔內見膠凍狀黏液附着。」結論是死者肺部損傷明顯，炎性病變（灰白色病灶）令肺部呈斑狀及暗紅色出血，肺部失去固有的海綿感，提示新冠病毒主要引起深部氣道和肺泡損傷為特徵的炎性反應。

死者肺部的病理變化，究竟是如何發展出來的呢？我們試從免疫學角度簡單了解一下。病人受感染後，新冠病毒入侵肺組織，免疫系統中的巨噬細胞（Macrophage）會聚集於受感染部份吞噬病毒，繼而產生病毒屍體碎片引發其他免疫細胞，包括淋巴細胞（lymphocytes）及自然殺手細胞（natural killer cell）等，產生大量細胞因子（cytokines），包括干擾素（interferon）、腫瘤壞死因子（tumour necrosis factor）及其他白細胞介素（interlukins）等。這些細胞因子啟動信息，召喚全身大量免疫細胞，聚集於肺部，對肺組織進行無節制的攻擊和破壞，這過程稱為細胞因子風暴（cytokine storm），對肺部組織和器官產生嚴重的損傷，令肺部出現急性的炎症反應，患者發熱、肺部分泌大量炎症

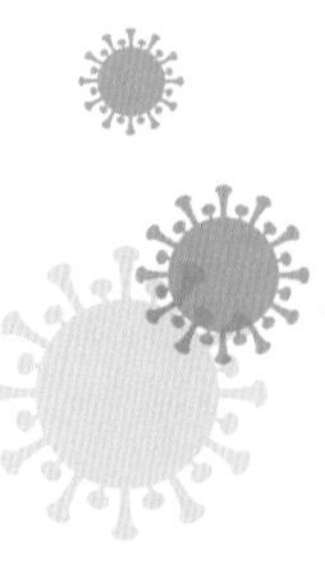

滲出物（黏液和痰）。過多免疫細胞和組織液在肺部積聚，阻塞空氣進出，令患者呼吸困難、咳喘。此時X光片可見肺部花白（受損部位結痂），肺部失去彈性，受損部位漸漸纖維化、氣道嚴重受阻時會導致死亡。

在上述的病理變化和臨床基礎下，清肺排毒湯如何能發揮預期功效呢？中醫認為壅塞於肺部的黏稠液體是痰飲（稠厚者為痰，清稀者為飲），或稱痰濕。這些痰濕是由於新冠病毒感染，引發了細胞因子風暴，促使急性炎症出現而產生的病理產物，而清肺排毒湯的功效，是通過透解表邪（抑制病毒）、清肺熱（舒緩肺部炎症反應、退熱），祛痰濕（清除阻塞氣道和壅塞於肺組織的黏稠痰和液體）、宣肺氣（打開氣道，改善呼吸情況）、祛痰止咳（化痰、止咳平喘）等作用，目的是消除炎症、化掉痰濕，讓氣道重新暢通無阻，患者的肺功能就能恢復，從而改善呼吸。

早前國內公佈的《新型冠狀病毒肺炎診療方案（試行第七版）》中，把清肺排毒湯列入中醫臨床治療期首選方劑。據中醫藥管理局網站消息透露（《香港01》【新冠肺炎】中醫藥管理局：「九成八患者服清肺排毒湯後治癒出院」——撰文：朱加樟，二〇二〇年三月二十四日），新冠肺炎疫情流行之際，國內已把清肺排毒湯擴展到疑似病例使用，效果良好。至今本方已被用於治療新冠肺炎輕型、普通型、重型甚至危重型患者。不過，這方為治療方劑，不建議作為預防服用。

疫症流行期間，欲加強肺部防衛能力，便要健脾祛濕，清熱化痰，補益肺氣，於此介紹一款湯水作參考。

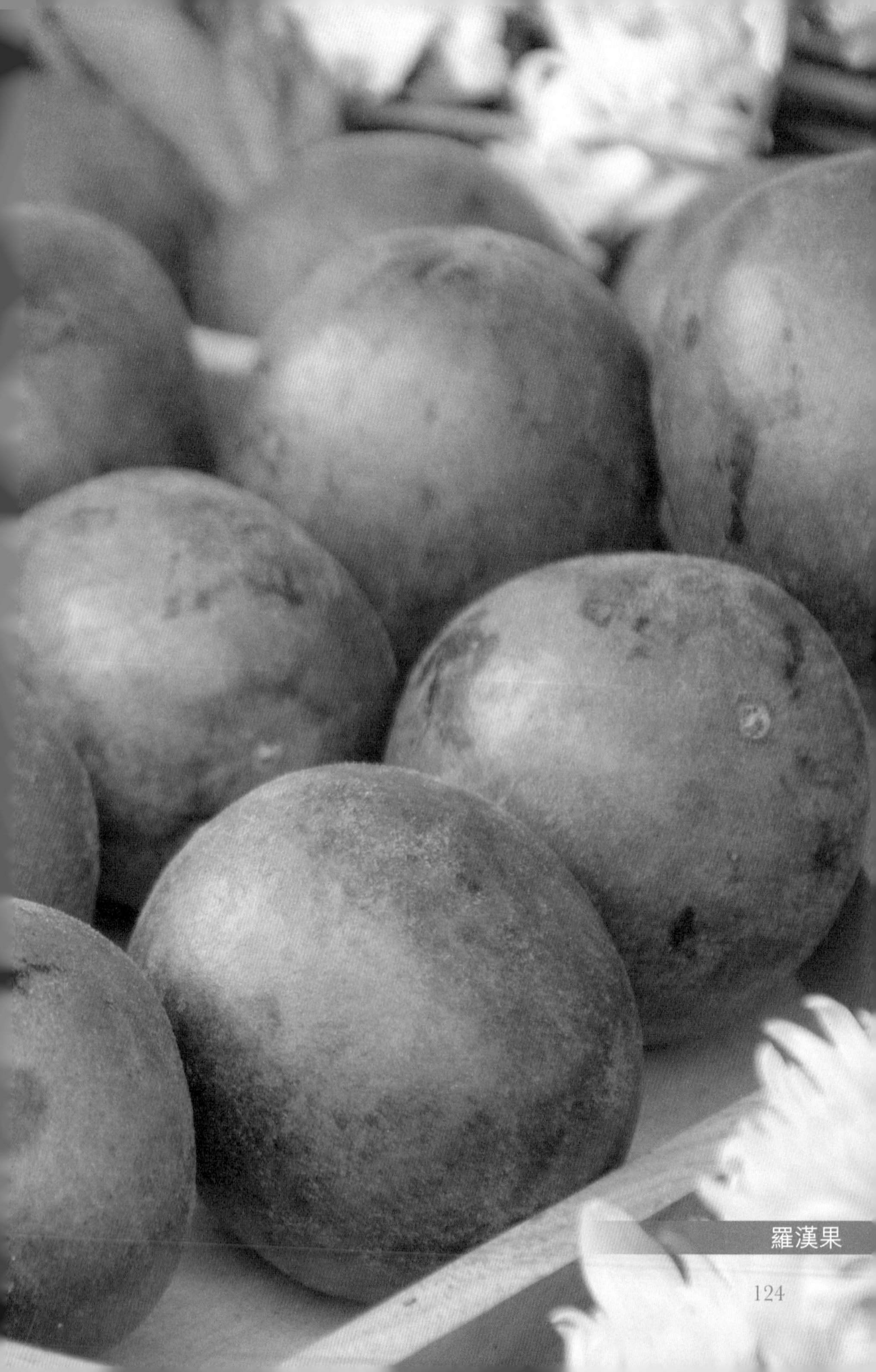

羅漢果

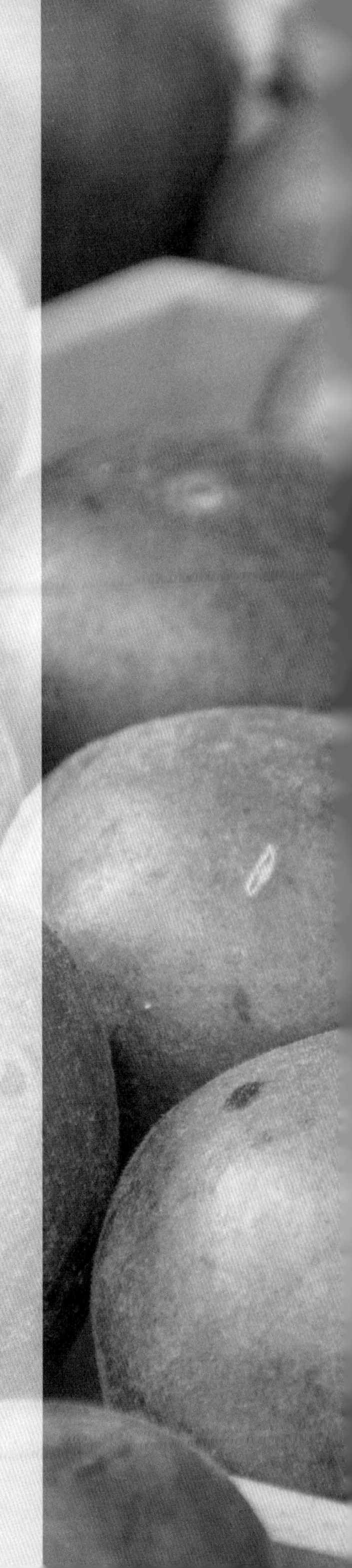

健脾益肺湯

（2人量）

材料：雲苓及淮山各30克、白朮15克、川貝、北杏及藿香各10克、陳皮5克、羅漢果1/6個。

製法：洗淨材料，加清水6碗煲45分鐘約2碗。

功效：雲苓及白朮均健脾利水，淮山健脾益肺，川貝清熱化痰、潤肺止咳，北杏止咳平喘，陳皮燥濕化痰，藿香芳香化濕，羅漢果清肺止咳。諸品相配能健脾益肺，清熱化痰止咳。

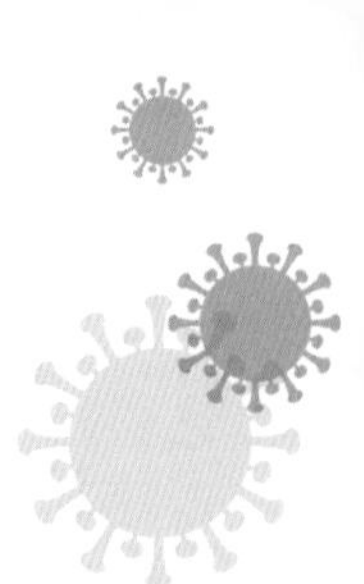

藿香正氣散及連花清瘟膠囊

二〇二〇年三月十八日有媒體報道，國家中醫藥管理局贈送一批中成藥給香港特區政府，由中醫團體協助派發給有需要市民。該批中成藥包括「連花清瘟膠囊」和「藿香正氣片」各五千盒。根據國家衛健委的《新型冠狀病毒肺炎診療方案》，這兩款中成藥可以用於醫學觀察期。當出現乏力伴腸胃不適時，推薦用「藿香正氣膠囊（丸、水、口服液，下稱『藿香正氣』）」，而乏力伴發熱，「連花清瘟膠囊（顆粒）」是被推薦可使用的三款中成藥之一。後者已經在國內臨床應用，證實對治療新冠肺炎有效。究竟這兩條藥方在對抗新冠肺炎方面扮演甚麼角色呢？筆者嘗試從中醫臨床角度，結合現代醫學的藥理研究拆解其機制。

「藿香正氣」出自宋代《太平惠民和劑局方》的「藿香正氣散」，組成藥物為藿香、大腹皮、紫蘇、炙甘草、桔梗、陳皮、茯苓、白朮、厚樸、半夏曲、白芷、生薑、大棗共十三味。有解表化濕、理氣和中功效，主治外感風寒、內傷濕滯證，以及感傷山嵐瘴氣等。遇有惡寒發熱、頭痛、胸膈滿悶、脘腹疼痛、噁心嘔吐、腸鳴洩瀉等症狀，屬輕症者皆可服之。現代常用於治療急性胃腸炎或四時感冒屬濕滯脾胃、外感風寒者。（參考鄧中甲主編之《方劑學》，中國中醫藥出版社，二〇〇三），此方如何在新冠肺炎的病情上發揮作用呢？

新冠肺炎患者的臨床症狀除發熱、乾咳、乏力外，少數患者伴有鼻塞、流涕、咽痛和腹瀉等症狀。國內修訂的《新型冠狀病毒肺炎診療方案（試行第七版）》指出：「部份兒童及新生兒病例症狀可不典型，有嘔吐、腹瀉等消化道症狀。」這份指引說明在醫學觀察期間，如果病人的表現為乏力伴胃腸不適，推薦服用「藿香正氣」，明顯是針對可能由新冠病毒引起的胃腸症狀。

香港中文大學於二〇二〇年三月十七日的新聞發佈透露：「中大醫學院分

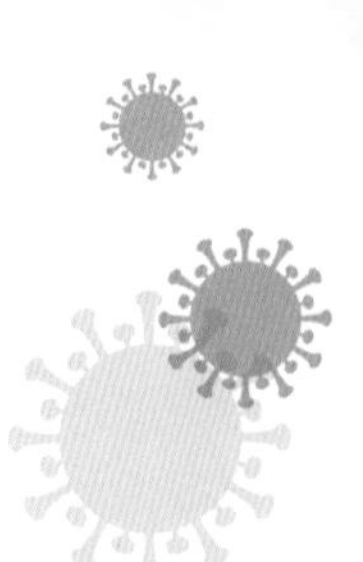

析來自本港十四名確診『二〇一九新型冠狀病毒』肺炎患者的逾三百個樣本，包括痰、鼻咽液、深喉唾液、血液、尿液及糞便，發現不論患者病情的嚴重程度，糞便樣本均帶有新型冠狀病毒。十四名患者中，有三人即使呼吸道樣本不再發現病毒，其糞便樣本仍有病毒存在。研究結果顯示患者大便驗出病毒的情況普遍，相關測試可成為另一種篩查工具。」

基於上述資料，相信「藿香正氣」除了可以治療屬寒濕型的胃腸道輕症，如輕微的急性食物中毒／敏感、胃腸炎或腸胃型感冒外，還可能有助舒緩由新冠病毒引起的胃腸症狀。

另一條更受矚目的藥方「連花清瘟膠囊」（下稱「連花清瘟」），由東漢《傷寒論》的麻杏甘石湯和清代《溫病條辨》的銀翹散加減組成，含炙麻黃、炒苦杏仁、甘草、石膏、金銀花、連翹、板藍根、貫眾、魚腥草、藿香、大黃、紅景天、薄荷共十三味藥。功效為清瘟解毒、宣肺洩熱，用於治療流行性感冒屬熱毒襲肺證，症狀有發熱或高熱、惡寒、肌肉痠痛、鼻塞流涕、咳嗽、頭痛、咽乾咽痛等。本方於二〇二〇年二月被列入國家衛健委《新型冠狀病毒肺炎診療方案（試行第六版）》作為中醫臨床治療藥物。

在內地領軍抗疫的鍾南山和其團隊，最近對「連花清瘟」進行研究，發現該藥在體外試驗中有抑制新冠病毒複製的作用，研究結果已被醫學期刊 *Pharmacological Research*（《藥理學研究》）接受在網上刊出名為 Lianhuaqingwen exerts anti-viral and anti-inflammatory activity against novel coronavirus（SARS-CoV-2）（《連花清瘟對新型冠狀病毒具有抗病、抗炎作用》）的研究文章。研究利用 Vero E6 細胞，評估「連花清瘟」對新冠病毒的抗病毒活性，發現該方在 mRNA 水平上顯著抑制 SARS-CoV-2 在 Vero E6 細胞中的複製，並顯著降低由新冠病毒感染誘導的促炎性細胞因子（例如腫瘤壞死因子 TNF-α 和白細胞介素 IL-6 等）的產生，並對這些因子過度表達有抑制作用。

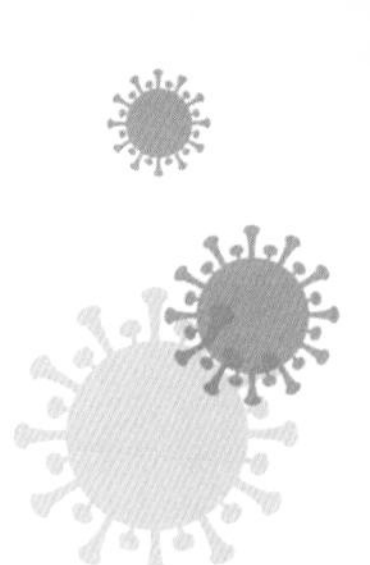

結果顯示「連花清瘟」可以抵抗病毒攻擊，有望用於控制新冠肺炎。

早在二〇一六年五月，廣州中醫藥大學一名碩士研究生提交了一份名為〈連花清瘟膠囊拆方抗流感病毒藥理機制研究〉的論文，探討「連花清瘟」的組方特點及藥理作用。「連花清瘟」是由經典複方麻杏甘石湯和銀翹散加減而成的治療流感病毒行之有效的方劑，具有清瘟解毒、宣肺洩熱作用，在近年幾次流感病毒流行期間發揮重要作用。研究顯示此方在緩解流感症狀，特別是退熱和緩解咳嗽、頭痛、肌肉痠痛和乏力等有較佳效果。論文結論指出「連花清瘟」拆方中麻杏甘石湯在體外具有直接抗流感病毒及下調流感病毒感染後上升的細胞因子的雙重作用，繼而抑制流感病毒的複製及調節宿主免疫應答反應；銀翹散加減方體外並未顯示直接抗流感病毒作用，但能夠下調流感病毒感染後上升的細胞因子的趨化因子表達，從而抑制炎性因子的過度表達。鍾南山團隊的研究則把該碩士論文的發現從抗流感病毒提升至抗新冠病毒的層面上。

誠如國內著名中醫，曾在武漢一線參與治療新冠肺炎的劉力紅教授指出：「我們既不能抹殺中醫在這次新冠治療中所發揮的作用，中醫的療效是很確切的……但是更不要過度拍高中醫，不要過多地強調中醫。」筆者絕對同意劉教授所言，更希望日後讓事實來證明一個筆者近期在香港電台《清晨爽利》節目中所提出的理念：「新冠肺炎新病毒，中西結合可克服。」

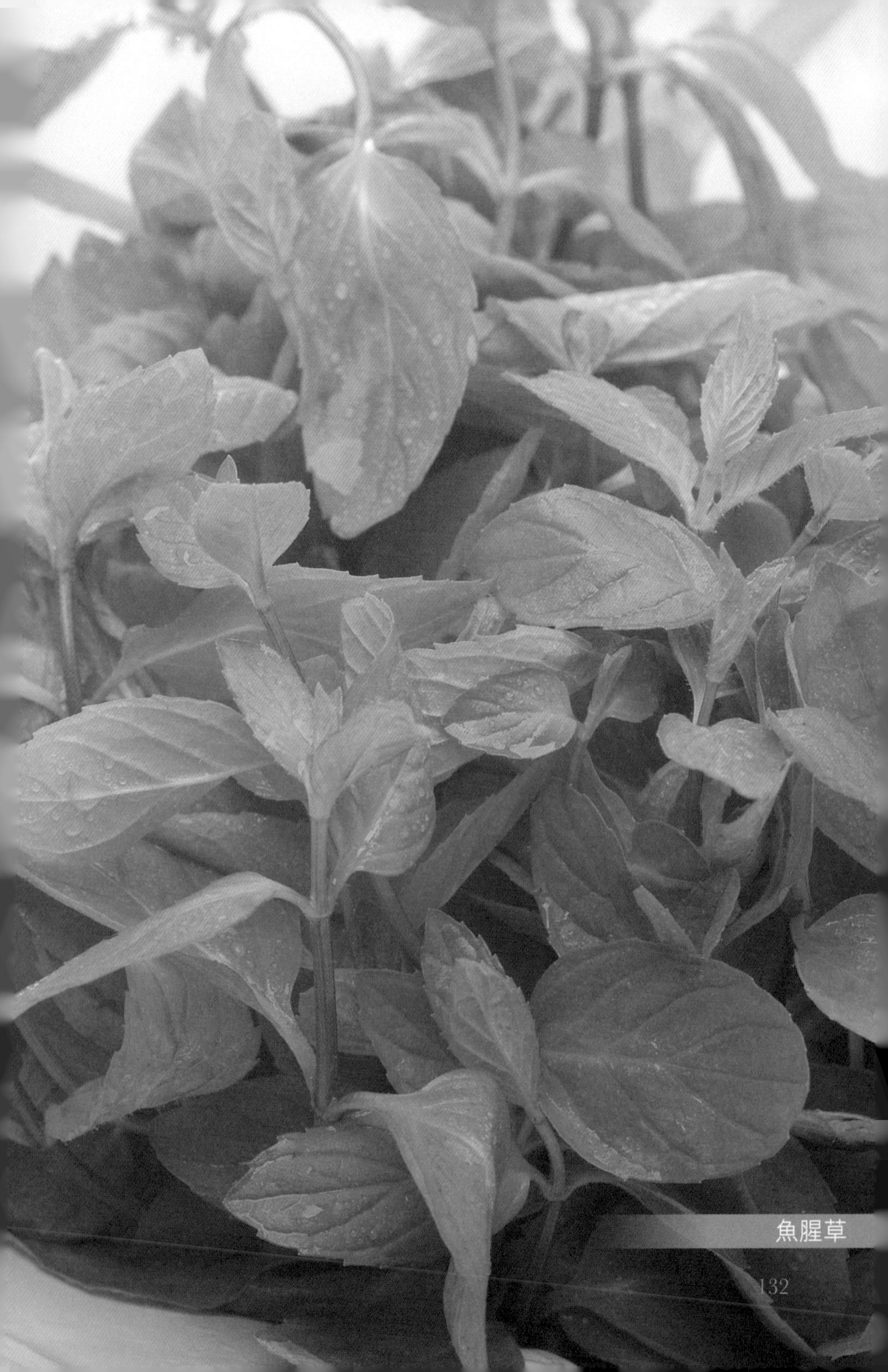
魚腥草

健脾補氣湯

（2人量）

材料：黨參30克、茯苓及白朮各20克、炙甘草6克、藿香15克、魚腥草50克、北杏15克、蜜棗 3 枚、豬瘦肉300克。

製法：將材料洗淨，豬瘦肉斬件汆水，加清水 8 碗用猛火煲滾後，改用細火煲約 1 個半小時調味即成。

功效：黨參、茯苓、白朮及炙甘草組成補氣健脾的四君子湯；藿香化濕和胃；魚腥草清熱解毒；北杏順氣化痰。此湯健脾補氣，有助提升免疫力，兼有清熱解毒化濕之效。

中藥防疫囊或可加強口罩的保護性

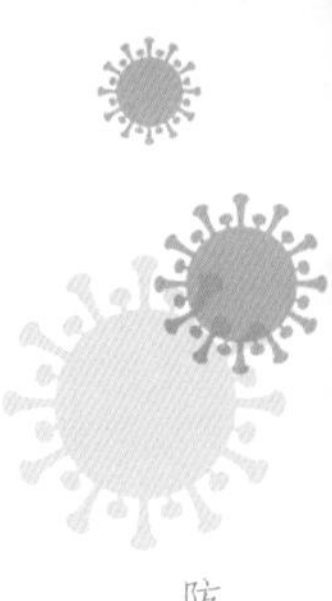

在新型冠狀病毒肺炎肆虐期間，幾乎人人都戴上口罩以保護自己，或防止自己咳嗽／噴嚏時把飛沫傳開。但長時間佩戴口罩，尤其是經常要說話的人，口鼻很容易會有不舒適感覺，例如鼻腔不太通暢（有鼻敏感的人或會更感不適）、口罩內側因口水弄濕，可能有小量細菌滋生或令有機物質分解／發酵，產生異味、類似口氣的難聞味道。

中醫一向有利用芳香藥物治療疾病的方法，筆者嘗試結合幾種辛味／芳香的中藥，把其打碎，配製成小藥包，用紙巾包着，置於口罩內側，似乎對上述問題有不錯的舒緩效果，而且更可藉着這幾種藥物的疏風、發表、散寒、解毒作用，有可能提升上呼吸道（特別是口腔和鼻腔黏膜）的抗病能力。

建議的藥囊以中藥製備，可放在口罩內側任由藥味慢慢釋出；藥囊可通鼻竅，除口氣，並可能對病毒有非特異性的抑制作用，從而對吸入之空氣添加一層過濾的作用，增加預防效果。

藥囊材料：荊芥、白芷、辛夷、藿香等各等份、薄荷減半、梅花冰片（龍腦）少許。

製法：把藥材打碎成細粒狀，放入小茶包袋內，封口便可使用，建議每天用1至2個。

注意：此藥囊有薄荷及冰片，孕婦及蠶豆症（G6PD）患者不宜使用；如果對其藥性與自己體質／情況是否適合有疑問，請向中醫／專業人士查詢。

荊芥、白芷、辛夷為發散風寒藥，藿香為芳香化濕藥，薄荷是發散風熱藥，冰片是開竅藥。現代藥理研究顯示，荊芥、白芷、辛夷和藿香主要含揮發油，皆有抗炎或抗過敏的作用，能對多種致病真菌、細菌等有抑制作用。白芷和辛夷能通鼻竅，而辛夷更可收縮鼻黏膜血管，從而令鼻腔通暢，並能促進鼻黏膜分泌物的吸收，減輕炎症反應，改善鼻敏感的情況。薄荷主要含揮發油，對多種細菌和病毒有抑制作用。冰片的主要成份龍腦有抗炎作用，對多種致病

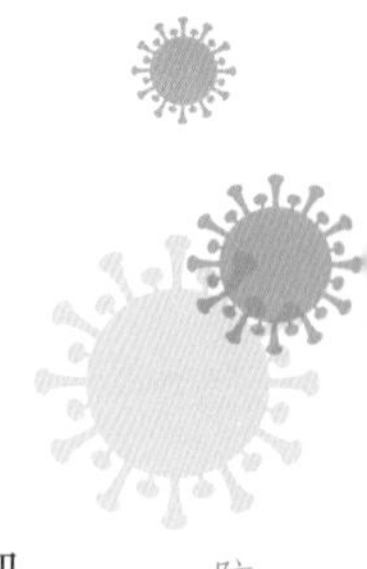

細菌有抑制作用。諸藥配合，有望產生預期效果。

筆者早前撰文介紹中醫可以利用芳香精油舒緩情緒壓力，文中引述傳統中醫有與芳香療法近似的煙燻療法，和一種將芳香性藥物裝入小布袋或香囊內，佩戴在身上以防治疾病的香佩（佩戴香囊）療法。（詳情請閱《信報財經月刊第五〇九期》中〈芳香療法紓壓，安神助眠〉一文）。

外用中藥以治療上呼吸道（特別是鼻病）的方法，在我國流傳已久，當中有塞鼻療法、吹鼻療法和搐鼻療法等。相傳扁鵲曾使用塞鼻療法治產暈。東漢張仲景在其《金匱要略》中介紹了一種治療頭中寒濕的方法，就是納藥鼻中。原文云：「濕家病身疼發熱，面黃而喘，頭痛鼻塞而煩，其脈大，自能飲食，腹中和無病，病在頭中寒濕，故鼻塞，內藥鼻中則愈。」內／納藥鼻中，原文未有提出方藥，後世多主張用瓜蒂散搐鼻，或以棉條裹塞鼻中以宣洩寒濕；亦有人用鵝不食草納入鼻中也見效；一般最多人使用辛香開竅之味作嗅劑，如

《證治準繩》提出用辛夷散（辛夷花、細辛、藁本、白芷、川芎、升麻、防風、甘草、木通、蒼耳子）一類方劑，亦見效。唐代孫思邈在其《千金要方》中提出以藥物粉末塞鼻，治療鼻塞、流清涕等。宋代方書《太平聖惠方》記載以刺薊、生地黃、生薑、一同搗碎取飲藥汁，並用藥渣塞鼻，治療流鼻血不止。宋以後的醫書亦有不少相關記載，現代中醫臨床仍然廣泛採用類似方法。塞鼻療法的具體操作包括以鮮藥揉搓為丸塞鼻法、用棉球蘸藥液塞鼻法、用藥物研末並以紗布包裹或浸濕棉球蘸藥末的散劑塞鼻法，和用藥物熬膏，再用紗布或棉球裹／蘸藥的膏劑塞鼻法。

至於吹鼻療法，是把藥物研末後，放入管狀器具中或用噴藥器，將藥粉吹入鼻內，經鼻黏膜吸收而產生效果的一種療法。張仲景在其《金匱要略》中有「吹皂莢末鼻中」以救猝死的記載。晉代葛洪在《肘後備急方》也記載了一些催嚏開竅方，如「取皂莢豆大，吹其鼻中，嚏則氣通矣。」

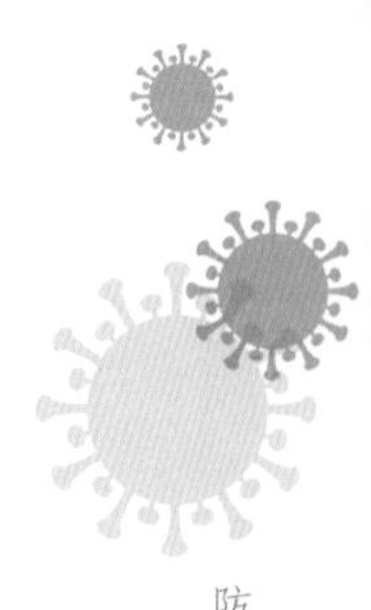

另一相關的療法是「搐鼻療法」，又稱「吸藥療法」，是把藥物研末後直接吸入鼻內，令藥物作用於鼻黏膜而產生療效。唐代孫思邈在其《千金要方》中記載以此法治黃疸：「（以）瓜蒂、秫米（即糯米）、赤小豆內着鼻中，痛縮鼻、須臾，當出黃汁，或從口中出汁升餘，則愈」的記述。其後的醫籍如《奇效良方》、《本草綱目》、《外治醫說》等皆記載了不少搐鼻驗方，可用來治療不同的疾病。

綜合中醫文獻記載，似乎本文提出的用藥囊置於口罩內的方法，尚未見有前人論述。

由於大家仍要面對新冠肺炎及其他上呼吸道感染性的疾病，從中醫角度，如能增強肺系（包括肺、氣管、支氣管及鼻腔等器官／組織）的衛外能力，則可減少患病的機會，這正是中醫強調「正氣存內，邪不可干」的體會。筆者於此介紹一款相關湯水供大家參考。

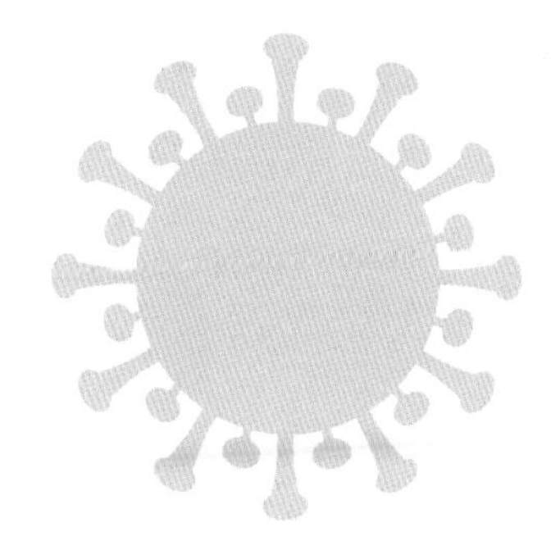

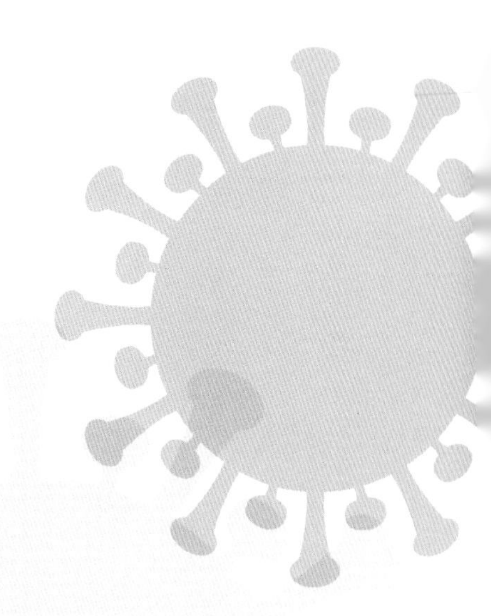

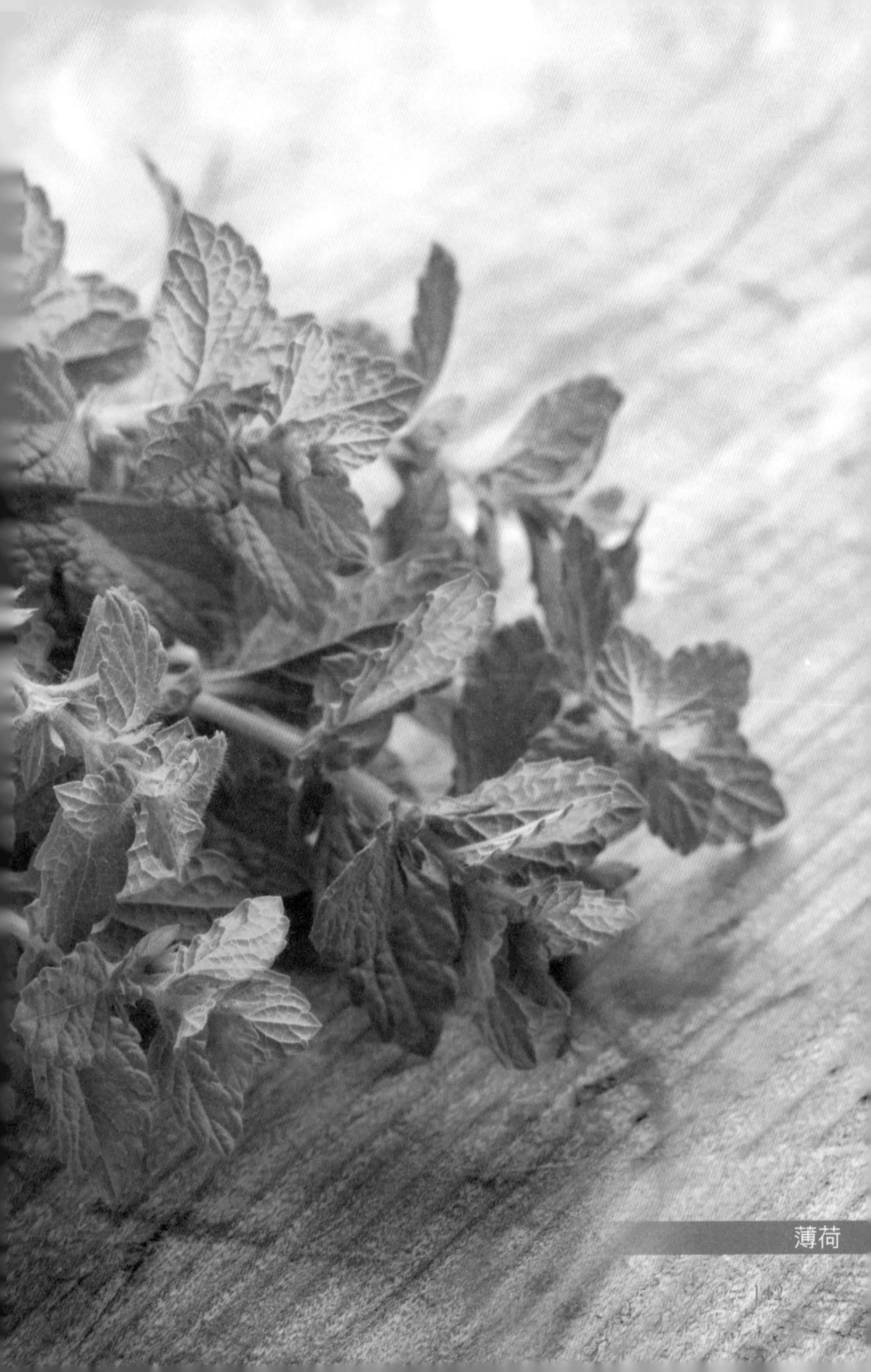

薄荷

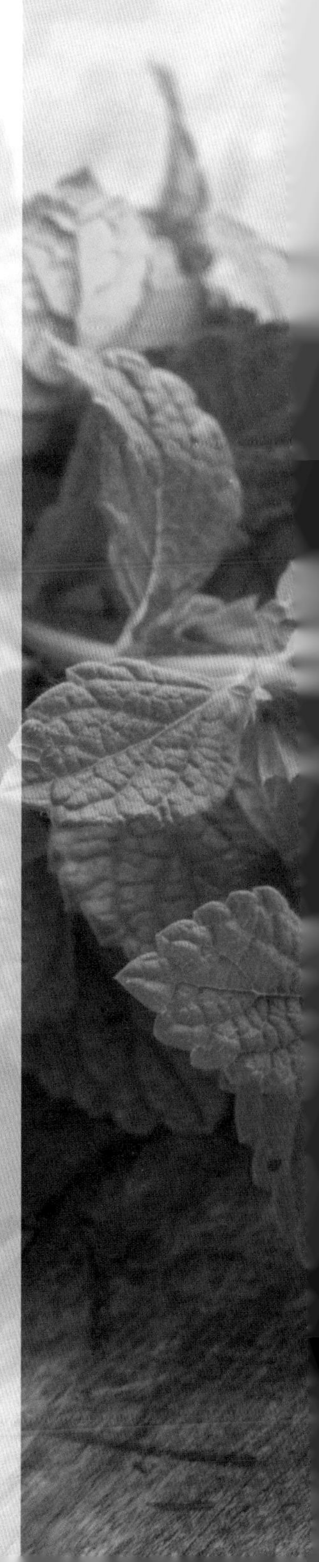

健脾通竅湯

（2人量）

材料：南蓍50克、辛夷花、桑葉及杭菊各15克、薄荷 3 克（後下）。

製法：材料略沖以除去塵污，用5碗清水煎30分鐘，熄火後加入薄荷焗5分鐘即可。

功效：南蓍（五指毛桃）健脾化濕、除痰止咳；辛夷發表散寒、宣通鼻竅；桑葉、杭菊及薄荷均疏散風熱，桑葉又可清肺潤燥，杭菊兼可解毒散腫，南蓍及辛夷可制約其餘諸品之涼性。本湯有健脾化濕、疏風清熱、宣通鼻竅功效，特別適合有鼻敏感的人士飲服。

治鼻敏感中藥對新冠肺炎有效嗎？

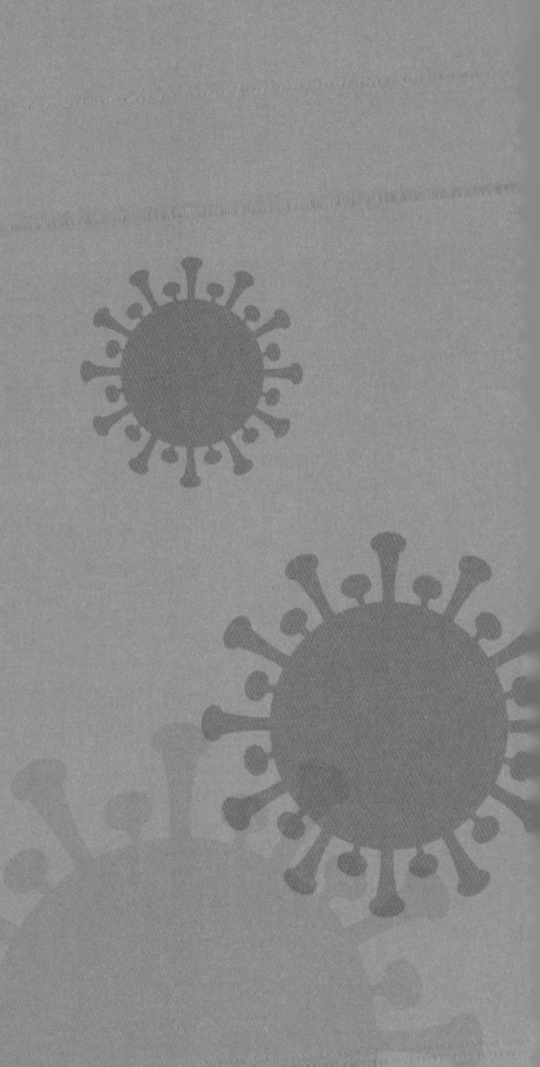

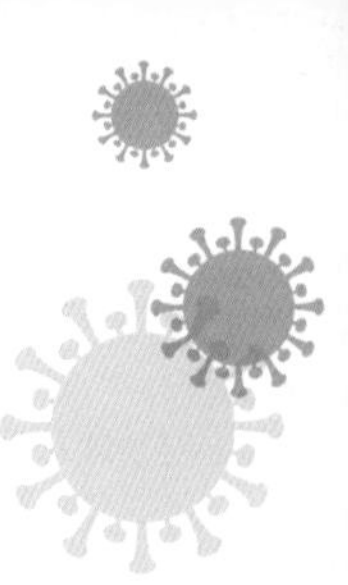

新冠肺炎在全球肆虐仍未有減退之勢，人人自危。雖然各國正不斷努力研發藥物和疫苗，但至今還沒有肯定有效的預防或治療方法。治療方面，似乎中、西醫結合方案在中國顯示有優勢，不過仍未能全面為國際社會認受。

筆者獲悉至少有兩個與新冠肺炎感染有關的病案，患者和其緊密接觸者據報由於不斷使用一款治療鼻敏感的外用中藥（在香港出售，本文稱之為噴鼻中藥），結果患者病情迅速得到改善，緊密接觸者並未受到感染。個案病情簡述如下：

（1）一位六十多歲女士甲（患高血壓及糖尿病）數月前與友人飯聚，其後有參加者確診患新冠肺炎。甲自行到醫院接受新冠病毒核酸檢測亦被確診，但醫院無床位，要在家中隔離等候。她聯絡藥廠取得噴鼻中藥，每天使用多次。該月月底被安排入院，肺部出現肺炎症狀，首兩天未服西藥，只噴多次噴鼻中藥。入院兩天後接受抗生素等藥物治療，每天仍使用噴鼻中藥五次，直至翌月初被告知身體已產生抗體，翌日出院。住院九天期間每天都用噴鼻中藥噴鼻五次。

同一群組有另一家庭的乙和患喉癌的丈夫丙（同屬與甲同住的家人），乙於甲確診數日後出現發燒、腹瀉等症狀，翌日與確診新冠肺炎的甲一起入住公立醫院，確診受感染，留院治療。她和甲自發病前起每天用噴鼻中藥噴鼻幾次，入院翌日出現肺炎症狀，開始接受治療，留院期間每天用噴鼻中藥幾次。翌月初身體出現抗體，幾天後出院。丙自乙確診前大半個月已開始每天用噴鼻中藥幾次，在該月底乙覺不適當天他即時檢測新冠肺炎，但檢測瓶沒有完全封口，被要求重新檢測，幾天後交了樣本一直沒有電話通知，直至翌月中旬才接到沒有確診報告。

（2）丁是甲之好友，亦有參加這次聚會，丁太太戊沒有參加，幾日後丁出現發燒及類似中暑症狀，其後確診患新冠肺炎，家中除了戊，也有其他人確

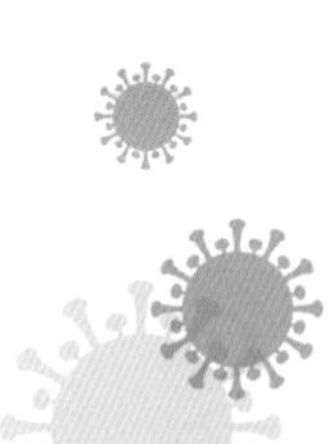

診。戊一直照顧丁，但她因患鼻敏感，長期使用噴鼻中藥，所以她認為是噴鼻中藥令她不被感染。

上述事件令筆者對噴鼻中藥突然「再」感興趣。事緣早於二〇一〇年，筆者與包括香港註冊內科醫生、化驗師和英國 Wolverhampton 大學的藥物學教授組成研究團隊，對噴鼻中藥治療鼻敏感的效果進行臨床研究，在國際醫學期刊發表了研究報告（S. H. Chui, S. L. Shek, M. Y. Fong, Y. T. Szeto, K. Chan. A panel study to evaluate quality of life assessments in patients suffering from allergic rhinitis after treatment with a Chinese herbal nasal drop. Phytotherapy Research 24：609 - 10613 (2010)。

該篇中文譯名為〈過敏性鼻炎患者使用中藥鼻腔噴霧治療後之生活質量評估〉的研究內容和結果簡報如下：

背景：過敏性鼻炎（鼻敏感）經常對生活質素產生明顯損害。鼻敏感發作時經西藥治療後容易出現各種副作用，如疲倦、嗜睡、身體不適和情緒受挫等。一般認為使用中草藥或複方中藥治療鼻敏感副作用較少。是次研究目的是透過應用中華生活質量量表（CHQOL）來評估全年性過敏性鼻炎患者經鼻腔噴霧劑——噴鼻中藥治療後，生存質量有否改善。

方法：這研究採用雙盲、交叉、安慰劑對照研究方法，先將三十五例全年性過敏性鼻炎患者隨機分為兩組。A組（二十人）先用兩週噴鼻中藥治療（每天噴五次，每次直接噴入每個鼻腔兩次），緊接三週洗脱期，及後再用兩週安慰劑；B組（十五人）則先用安慰劑兩週，並在三週洗脱期後用噴鼻中藥。期間有註冊中醫及內科專科醫生定期（隔兩或三週）監察測試者。每次臨床觀察均記錄測試者的臨床症狀評分（CSS）及應用CHQOL作生活質量分析。噴鼻中藥由中藥組成，包括鵝不食草23%、薄荷16%、白芍16%、黃芩10%、桔梗6%、甘草6%、金銀花5%、大棗5%、防風5%、黃連4%、陳皮4%。

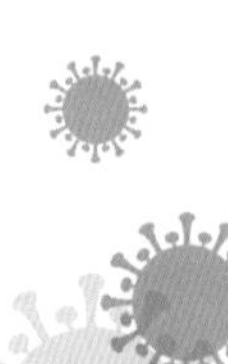
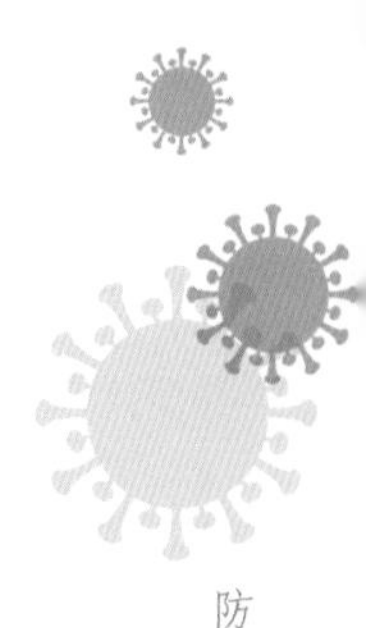

結果：在使用噴鼻中藥治療後，兩組的CSS均有下降，表示症狀得以緩解，而使用安慰劑後評分並沒有明顯改變。在生活質量方面，A組用噴鼻中藥治療後臉色及睡眠質素均有顯著改善（兩者的P值＜0.05），B組則不論在食慾及消化功能（P＝0.01）或快樂程度（P＜0.05）均有明顯改善，但用安慰劑後，兩組在各生活質量的領域及層面均無顯著差異。

當把兩組按用藥期（A組為首兩週而B組為最後兩週），或安慰劑期（A組為最後兩週而B組為首兩週）合併比較後，全部三十五例於用藥後的臉色及睡眠質素比用藥前均有明顯改善（兩者P值均＜0.05），而於使用安慰劑後並無此種明顯變化。

結論：噴鼻中藥治療全年性過敏性鼻炎可能通過緩解症狀及提升生活質量而發揮療效。此外，CHQOL似乎更適用於中醫藥臨床研究，以評估生活質量。

噴鼻中藥中的主藥鵝不食草是鼻科要藥，味辛性溫，歸肺經，有發散風寒、通鼻竅、止咳等作用，對鼻塞、鼻炎、鼻敏感引起的流涕有特效；薄荷疏散風熱；白芍斂陰、柔肝止痛，並能制約鵝不食草的辛燥；防風解表驅風，有抗過敏作用；金銀花、黃芩、黃連清熱解毒；桔梗上浮入肺，與甘草及大棗同起佐使作用。全方外用噴鼻，對變態反應性鼻病有治療作用。

另一方面，當身體出現炎症反應時會活化一系列免疫細胞，適度的反應有利身體消除炎症，但過激的反應會引發細胞因子風暴，對身體有害（筆者在前文〈解構防治新冠肺炎三藥方〉中曾論述），在上述個案中，筆者大膽作出下列假設：

（1）受新冠病毒感染的患者，由於不斷使用噴鼻中藥，有可能及時抑制細胞因子風暴的出現，令病情迅速好轉。

（2）部份密切接觸者由於及早使用噴鼻中藥，對病毒產生抑制作用，以

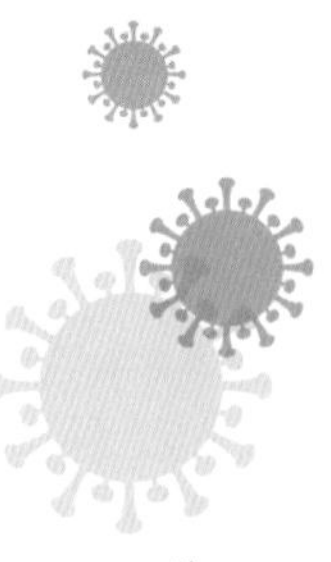

致免受感染。

至於真相是否如此，有待進一步的研究求證。

上述個案中受感染者及家人均認為噴鼻中藥對他們的病情和免受感染有幫助。不過，相關個案數目太少，不能因此妄下結論。噴鼻中藥生產商有見及此，已經和本地及國內的大學商討，搜集大數據，或會展開相關的臨床和藥理研究，希望有突破，為防治新冠肺炎帶來曙光。

就研究噴鼻中藥對新冠病毒是否有防治功效，生產噴鼻中藥的藥廠首先委託國內一所具國家 CMA 資歷的頂尖化驗所，利用頂尖的譜圖分析技術，測試噴鼻中藥對下列五種常見呼吸道的病毒是否有殺滅功效：

（1）H1N1 流感

（2）H6N6 禽流感

（3）H7N8 禽流感

（4）H3N2甲型流感病毒

（5）229E人類冠狀病毒

檢測結果顯示噴鼻中藥殺滅以上五種病毒的有效率達99.99%。

此外，藥廠還委託了另一所國內具同樣資歷的化驗所，檢驗人類冠狀病毒229E病毒滅活試驗，快將有報告。

香港方面，藥廠亦委託香港浸會大學進行針對新冠病毒網絡大數據分析，得出的結果顯示，噴鼻中藥干預的病毒基因，可以與新冠病毒、中東呼吸綜合症病毒和沙士病毒的基因呈可比性，將會進一步驗證它對新冠病毒的抑制效果。

如果檢測的結果準確無誤，究竟噴鼻中藥通過甚麼機理發揮殺滅病毒的功效呢？筆者推測機理之一有可能和抑制病毒蛋白酶的能力有關。再述如下。

蛋白酶抑制劑（protease inhibitor）是病毒蛋白酶的剋星，它能破壞蛋白酶

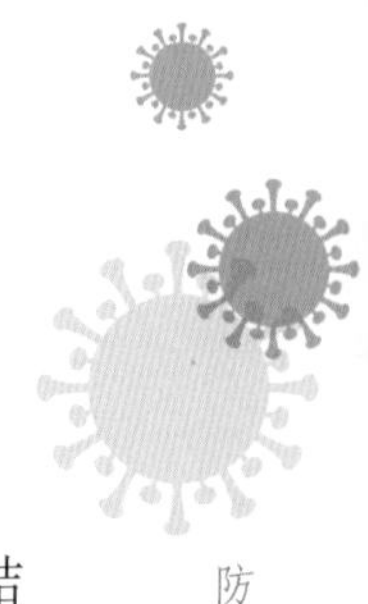

結構，令其失去效用，從而遏止病毒的複製。不同的病毒都有其獨一無二的抑制劑，因此能抑制「沙士病毒」的抑制劑，不能抑制新型冠狀病毒。不過，蛋白酶抑制劑本身是蛋白質，可通過人工合成；亦可自植物、動物（如蛇）或病癒者的血清提取。

植物含有蛋白酶抑制劑，例如青黴菌內的青黴素（penicillin），金雞鈉樹皮所含的奎寧（quinine），可製成醫治瘧疾的金雞鈉霜等；另外有很多中藥（如黃芩、金銀花、連翹、夏枯草、桑葉、菊花、陳皮等）都可能含有不同種類／數量的蛋白酶抑制劑，除了當年曾用來抑制「沙士」冠狀病毒外，也許能夠抑制新冠病毒。

我們再檢視噴鼻中藥的草藥成份，包括鵝不食草 23%、其餘成份依含量排序有薄荷、白芍、黃芩、桔梗、甘草、金銀花、大棗、防風、黃連、陳皮，當中的主藥為鵝不食草，《中藥大辭典》簡介其藥理作用除止咳平喘、抗癌外，還包括抑菌、和抗變態反應活性作用，顯示它有調節免疫系統的作用。至於是否有抑制病毒蛋白酶（尤其是新冠病毒蛋白酶）的作用，甚至抑制細胞因子風暴的發生，則有待進一步的研究。事實上，方中的清熱解毒藥如金銀花、黃芩已被證實為病毒蛋白酶抑制劑。當然，具免疫效應的中藥可通過不同的機理，以調節整體的免疫功能（包括免疫增強、免疫抑制、和雙向免疫調節）而發揮效能的。

筆者早前在一篇論述〈中醫藥如何預防流感〉（《信報財經月刊》二〇一五年四月，第四五七期）中，對用食醋燻法來預防流感，曾大膽提出一個從未經驗證的推測。存在於人體唾液腺、淚腺、呼吸道和消化道的免疫球蛋白A（IgA），是抵禦局部感染（包括細菌、病毒感染）起着始動作用的主要免疫球蛋白。當局部免疫系統受到刺激時，會自動進行免疫應答，產生分泌型抗體（secretory IgA，即 sIgA）。研究顯示，高濃度的呼吸道 sIgA 能增強呼吸道黏

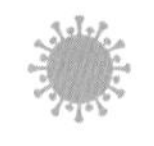
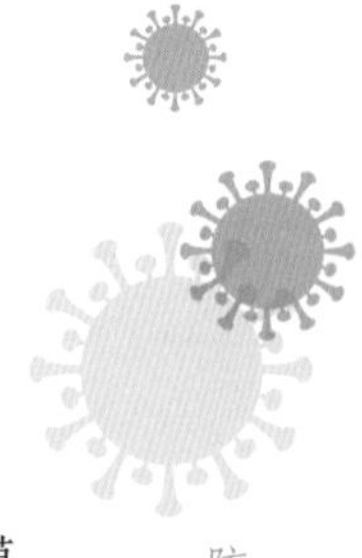

膜對病原體的抵抗力。因此，噴鼻中藥的功效，除了可能發揮蛋白酶抑制劑的功效、抑殺病毒外，還可能有提升呼吸道黏膜產生 sIgA 的功能，從而加強了抵抗力。如果在應用此方法的前及後測定 sIgA 的變化，可能會有進一步的啟發。

在介紹了噴鼻中藥與對抗新冠肺炎的來龍去脈後，筆者想在這裏作一簡單總結。

（1）儘管噴鼻中藥在防治新冠肺炎可能帶來一點曙光，但到目前為止，尚欠缺詳盡的藥理學研究資料和大型的臨床研究數據支持，因此不能就此判斷它可防治新冠肺炎。當然，它在治療鼻敏感方面，自早前提過的科研文章發表後至今已有接近十年的歷史，我們更希望它對防治一般流感和新型流感能發揮作用。中醫認為肺系（上呼吸道）上通咽喉、開竅於鼻，所以鼻黏膜的防衛功能可以說是整個上呼吸道對抗外邪的第一道防線，舉足輕重。

（2）自新冠肺炎出現以來，在流行期間，世界各地的民間都傳出有效的治療方案，包括中藥、草藥、藥方、食物，林林總總，甚至千奇百怪的方法，就算筆者在《清晨爽利》「健健康康在清晨」節目中引述過一些普洱茶與「沙士」病毒的研究資料，也被炒作成普洱茶可防治新冠肺炎的傳聞。這些方法幾乎全部未經科學驗證，多是以訛傳訛、道聽途說、發水發酵的炒作。除非有足夠的科學證據和臨床數據支持，市民絕不可輕信。就算是這篇所介紹的噴鼻中藥，大家亦應採取同樣態度面對。當然，我們希望藥廠能繼續以積極而務實的態度投放資源，對噴鼻中藥進行更深入徹底的研究，冀能得出令人信服的實質結果，以造福人群。

（3）新冠肺炎疫情至今近一年仍未有消退跡象，亦都未有真正有效的藥物和疫苗可作防治之用，不少人皆惶恐渡日，每每聽聞有甚麼靈丹妙藥，或坊間流傳的方法，在未明機理真相前，便已趨之若鶩，不惜以身試藥／法，這是不理智的。更有甚者，一些人在接收到這些訊息後，便深信不疑，勇於嘗試，

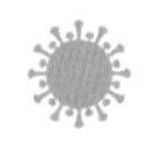
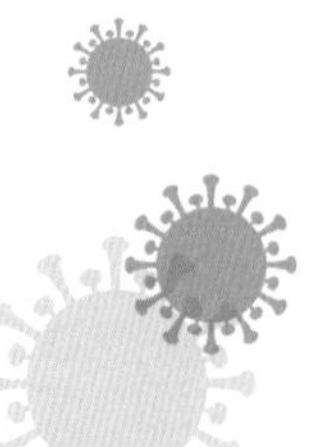

但另一方面，卻堅信這些方法絕對會有助防治新冠肺炎，以致遇到不適時，便自欺欺人，或掉以輕心，不肯認真面對現實，因而有可能延誤病情，或錯過及早治療的時機，甚至成為隱形播毒者，這是大眾市民應該認真思考的問題。

小貼士

山西科學技術出版社出版的《中藥大辭典》中有記載用鵝不食草治療鼻炎的簡方：用乾鵝不食草研末（也可用濃縮藥粉），吸少許入鼻，每天二至三次（也可用棉花棒沾少許藥末放入鼻孔）；或用消毒棉球以生理鹽水／開水浸濕擠乾，放藥粉少許，包成細卷塞鼻，每日一次，每次二十至三十分鐘。

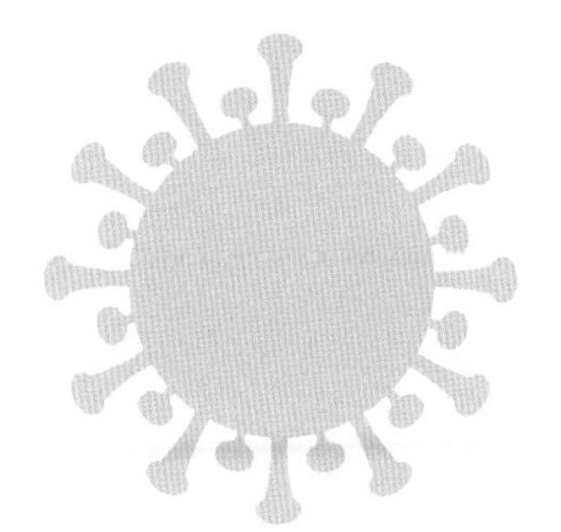

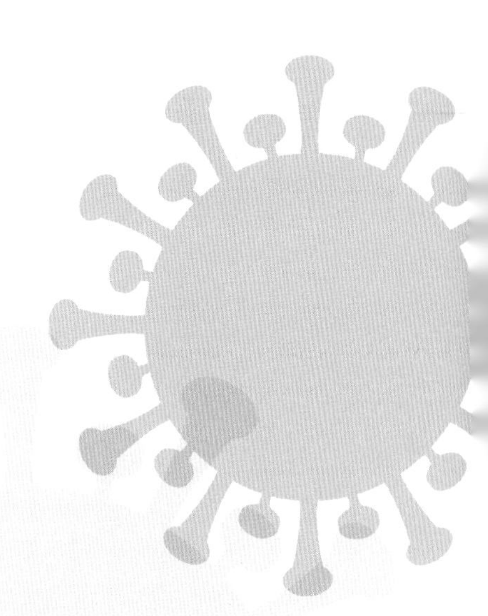

新冠疫情下的生活

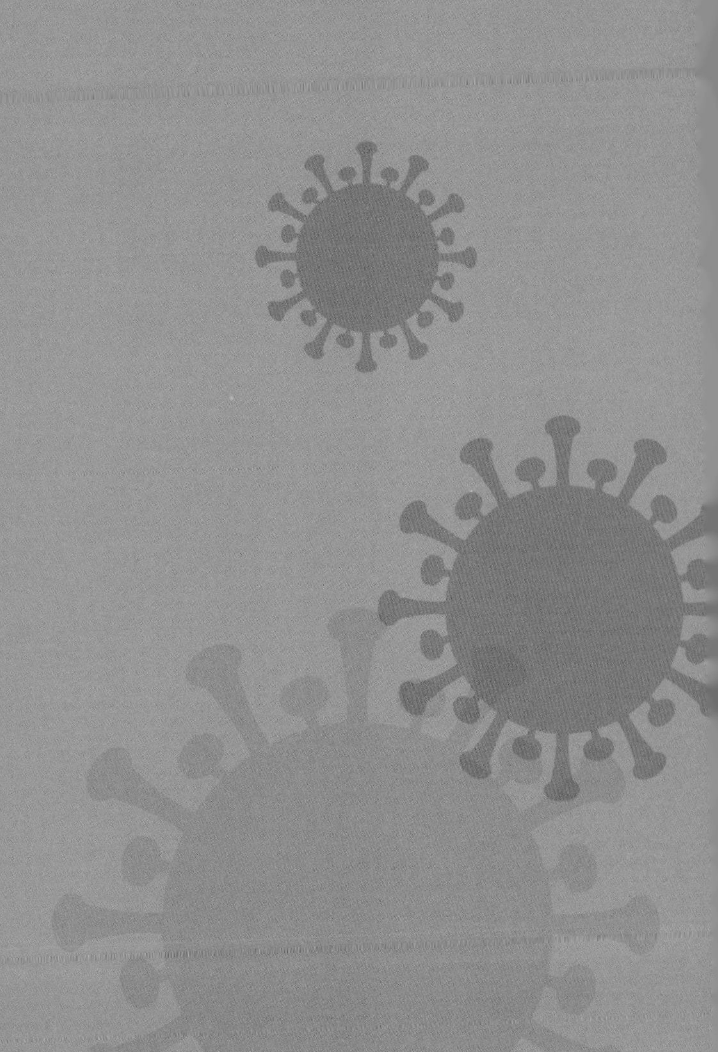

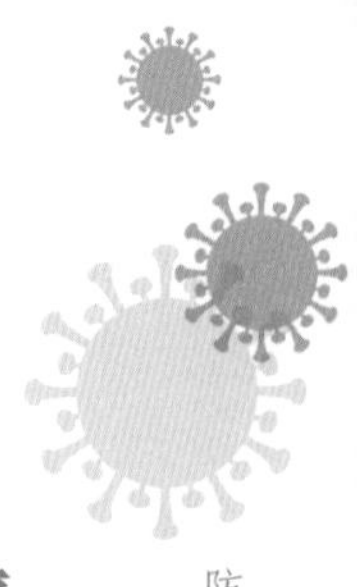

遊園有感

在全球肆虐超過半年的新冠肺炎，令全人類的生活模式起了翻天覆地的變化。所有旅遊活動幾乎停頓，社交限聚令、家居隔離、學校停課、公共設施和場所暫停開放等，都令時空的流轉和挪動出現前所未見的扭曲。

香港和世界各地的情況一樣，從政府到市民，各階層對新冠疫情都嚴陣以待，尚幸疫情迅速受控制，但全港市民的生活受到莫大影響。隨着近日疫情在香港稍為緩和，政府陸續放寬康樂設施的限制，除了球場、泳池、體育場館、博物館、表演場地等外，一些公園的部份關閉場地已開放供市民遊覽。

筆者住近香港動植物公園，長期有一個到公園晨運的習慣。我每天早上六時前便起床，完成拉筋、梳洗等程序便開始讀書、寫稿等常規日程，七時半左右便換上晨運裝束到動植物公園做約四十五分鐘的帶氧運動，包括步行、上石級（我遇到梯級時，盡量奉行只上不落的原則，因為下梯級易損傷膝關節。而且找用「之」字形方式打斜行上梯級，以減少膝負荷及勞損。）、練舞等，這些動態活動持續了十多年，風雨不改，是我保健養生不可或缺的一部份。這些年間我在公園結識了不少朋友，主要是「老友記」，他們三五成群，或獨自一人，進行不同形式的晨運活動，或慢步跑、耍太極、踢毽、拉筋、體操等，各適其適，當中有年過九十的長者，據云已在這公園晨運超過三十年，依然精神奕奕、面色紅潤、聲如洪鐘，絕無半點老態，令筆者十分羨慕，一直認定他是仿效的養生對象。

動植物公園原名兵頭花園，自一八六四年開放至今已有百多年歷史。顧名思義，動植物公園分為動物園區和植物園區兩部份，由於有政府的專業團隊管理，動物園區的動物包括猩猩，不同種類的猿猴、雀鳥、爬蟲類等都得到妥善的照顧，平日可以讓遊客近距離觀看。筆者早上經過獸籠和雀籠時，

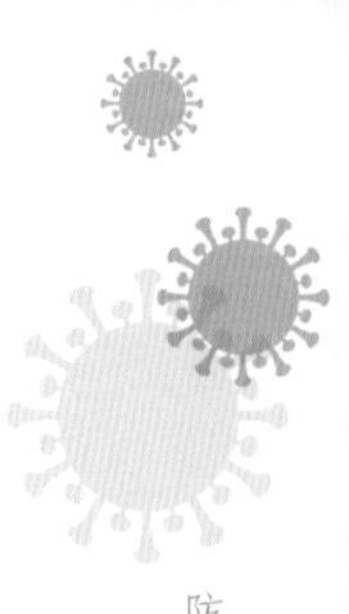

會駐足探視，看看不同動物在早上的生活狀況和動態，有時甚至與猩猩、猴子等有眼神接觸，頓覺人獸有情。雖屬異類，但一齊呼吸着同一天空下的清新空氣，沐浴着晨光，感受着四季的氣候轉變，只是動物被困在籠內，難與人類一樣享受海闊天空，自由活動，否則天地悠悠，人獸和平共存，何等美哉！

筆者的靜態感受，還有在植物園區的見聞。一年四季，園內都生長着不同種類的植物，先有不少高聳天際的古樹，相信起碼有百多年壽命，仍然枝葉茂盛，生意盎然，與上文提及在園中晨運中的長者互相輝映，令人立即體會到老而彌堅的真義。園內梅、蘭、菊、竹、灌木、喬木、松、柏等幾乎應有盡有。一年四季，不同的嬌花爭妍飄香，草木競盛招展，無論春夏秋冬，都可以欣賞到不同植物的形態，同時亦感受到四時更替的變化。無論陰晴風雨，十多年來，我每天早晨都有機會感受中醫「天人合一，順應自然」的養生智慧，並持之有恆地實踐「動則生陽靜生陰」的原則。筆者亦因而獲得靈感，撰寫了一本名為《廿四節氣論養生》的書，二〇二〇年七月出版。

可惜自去年底，全球被新冠肺炎以迅雷不及掩耳的速度，引發了一場方興未艾的世紀疫症，逼令人類的生活面對翻天覆地的改變，香港人當然不會例外。猶記二〇二〇年剛過不久，政府實施嚴厲的防疫政策，包括封鎖了動植物公園的哺乳類動物區（亦包括了區內的中草藥園），可能擔心動物與人類密切接觸後會有預料不到的不良後果。自此筆者前往該公園時便無法與一班動物朋友打招呼，心有戚戚然。尚幸植物園區依然開放，遊園期間，偶爾聽到猩猩和猿猴的呼叫，似覺遙遙與相識舊友打招呼，心下又覺坦然。直至六月二十日，哺乳類動物園區重新開放，雖然遊人進入時要做足防疫措施，包括戴口罩、探熱、搓消毒液等，經闊別多月後，能與舊友見面，心中期待着一份喜悅。令我更驚喜的，我竟然是重新開放後第一個進入該園區的遊人，相信如果動物有

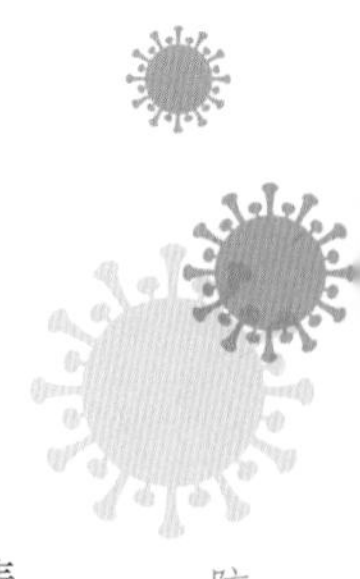

情，也會感受到我的情義和歡欣。

新冠肺炎疫情反覆，尚未見有全面消退之勢。近世以來，科技突飛猛進，除了改善了人類的生活享受、縮短時空距離、提升醫學和通訊技術等方面外，更為地球帶來巨大的破壞，包括氣候暖化、環境污染、動植物的生存空間縮窄，甚至一些動物瀕臨滅絕等；加上國與國、民與民，為了自身利益、政治和宗教信念，令戰火連連；同時天災此起彼落，這一切一切，莫不為地球以及全人類的命運帶來幾乎不可逆轉的破壞和傷害。近日遊園，筆者腦海中不時浮現一個疑問：假如宇宙間真有主宰，會不會是祂利用這個肺炎疫情來警惕人類，是時候回頭是岸，好好愛護地球，善待大自然環境和動植物，還人類健康！

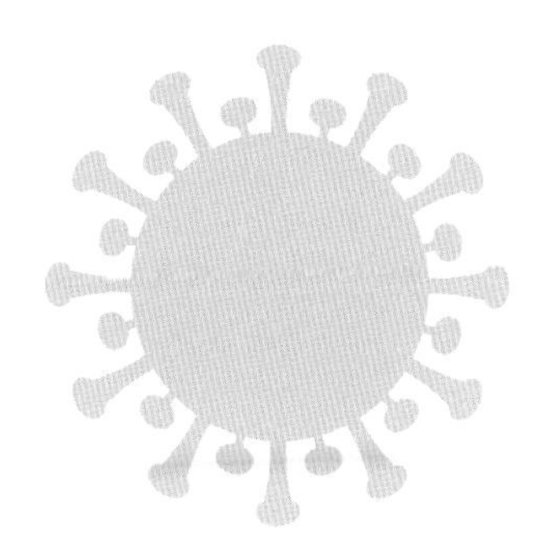

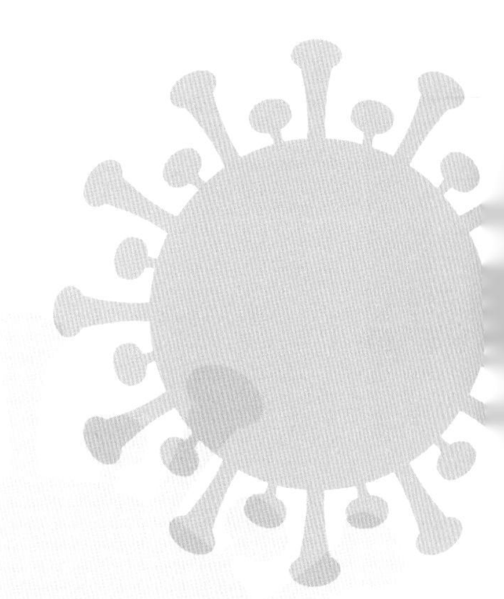

四季養生甜湯

（2人量）

材料：玫瑰花6克（後下）、西瓜300克（體質虛寒者用荔枝10粒）、百合30克、山萸肉10克、紅糖30克（隨個人口味增減）。

製法：洗淨材料，西瓜去皮，肉切粒，皮留用，如用荔枝，先剝皮及去核備用，以6碗清水煲半小時，取出西瓜皮，加入紅糖煮溶及玫瑰花焗10分鐘即可。

功效：春天陽氣初生，與肝相應，養生以生發疏洩為主，玫瑰花性溫，能舒肝解鬱；夏天屬火，天氣炎熱，西瓜性涼，能清熱解暑、除煩止渴，為消暑佳品，西瓜皮即中藥西瓜翠衣，功效與西瓜相同，兼能利水退腫；荔枝性微溫，能生津止渴、補脾氣；秋天天氣乾燥，養生以潤燥為主，百合性微寒，能潤肺止咳、寧心安神；冬天養生要斂陽藏精，山萸肉性微溫，能補益肝腎、澀精止遺。本食療方有清熱解暑、滋陰潤燥、補益肝腎功效。

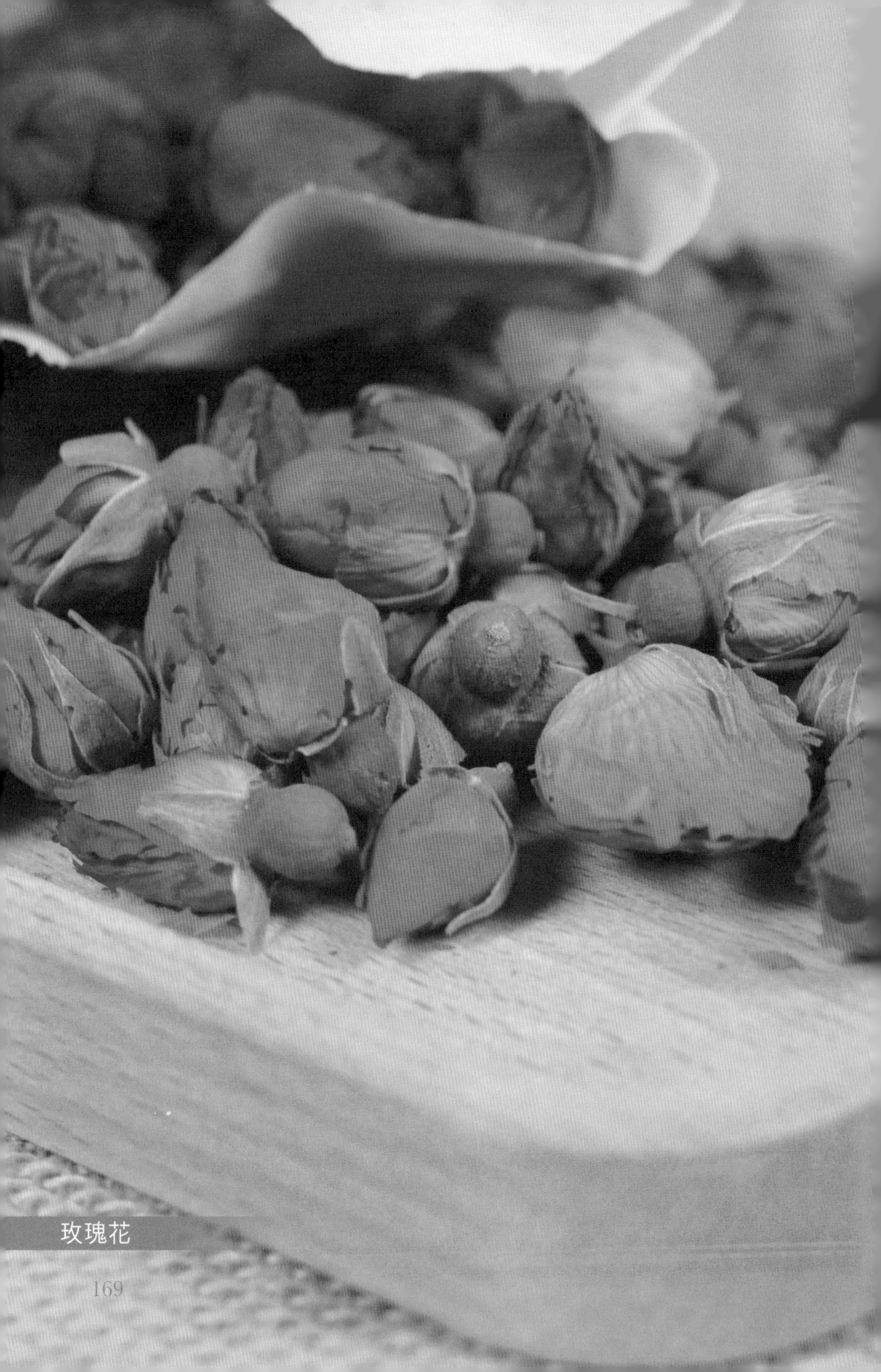

玫瑰花

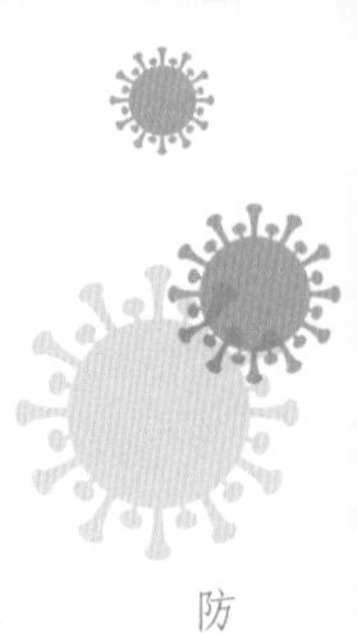

餐飲業的新議案一半措施是不切實際的

本書對新冠肺炎的論述已近尾聲，本篇談談在疫情下一件生活體會，事雖小但卻有可能影響大局。本故事由筆者一位畫班同學黃素嫻女士（簡稱Dee）提供，她的原文是英文稿，原擬在英文報刊發表，我覺得很有意思，把它譯成中文與讀者分享。

早前，我（即Dee）和兩個朋友在屯門一間典型港式茶餐廳午飯，這是我們從未去過的地方，但就近我工作地點。這裏的侍應都戴了手套，在我們進門前替我們量度體溫，給我們的印象是注重健康意識。原先我們是為了避開午飯的高峰時間，但顯然適得其反，因為我們沒有考慮到附近的工人會提早來食午飯。侍應帶我們到一張還未清理的細枱，但我們並不介意，因為我們不用和其他陌生人同枱食飯。

在等待侍應清理枱面的時候，我注意到餐廳內有很多食客都在咀嚼雞腳，並把雞腳骨吐在枱面上。客人走後，侍應立刻用布努力地抹去枱上的殘渣，但令我吃驚的是他們用同一條布清理每張枱和醬料樽，那個侍應前來用同一條布清理我們的枱面！跟着他把該條布放在服務台上，然後走去端出該日的例湯雞腳湯給我們！另一位侍應又用同一條布去清理其他枱椅。我們立刻用酒精清理我們的枱和餐具。侍應很快送上例湯，我們看到他兩隻大拇指浸在湯裏，唯有拼命地做出「謝謝，不需要」的手勢。不用多說，我已沒有胃口，不敢喝湯，捧來的餐也只吃了幾口。我不停想着那條混合了口水、醬汁和雞腳的抹枱布，令我意識到那些侍應戴了手套只是保護自己而不是客人。

大多數住在香港的人已接受了這種飲食習慣，但新冠肺炎的再度威脅，政府當局是否應該加強市民在餐枱的衛生習慣、食物製作和提供服務的過程中有良好健康意識？如果飲食業繼續這樣放軟手腳、不負責任和做出自私的行為，那麼我

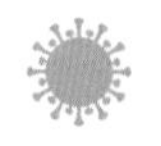
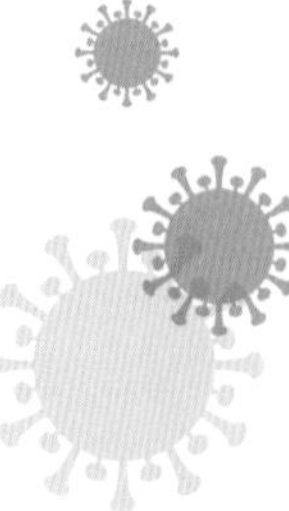

們的防疫工作注定會失敗。對餐飲業正常運作的限聚令究竟可以會有多頻密和持續多久呢？這對有誠意為市民提供優質服務的餐飲業人士是不公平的。

為了確保出外食得安全，我們不應單單依賴停止食肆提供服務或限制餐枱數目，同時亦應該徹底了解疫症蔓延的深層次原因。我相信食物在我們背後的處理方法和送到我們面前的過程也是重要因素。長遠來說，政府可以考慮藉此機會推出強制性公共衛生課程，從而提升餐飲業的衛生水平。

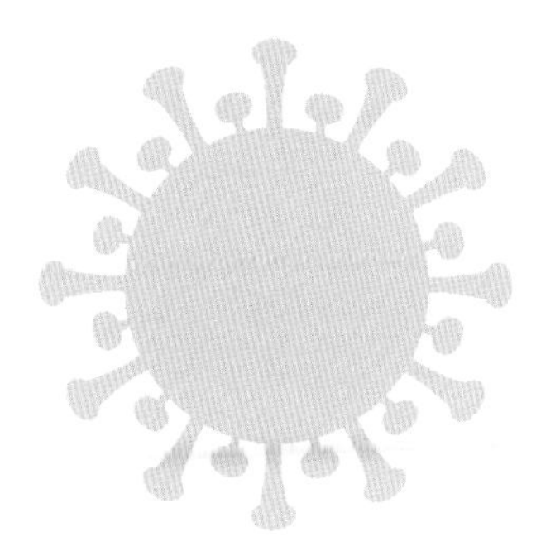

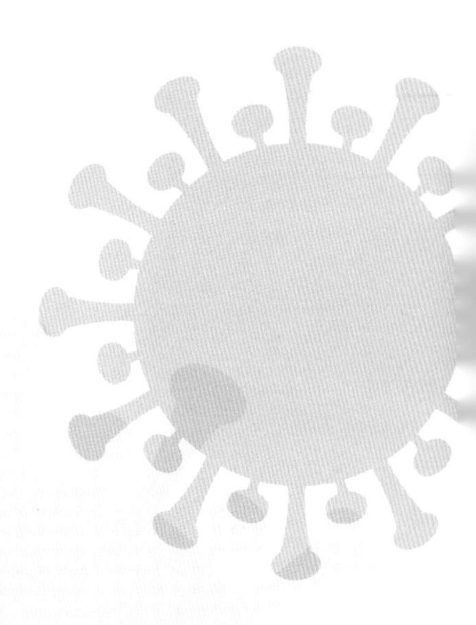

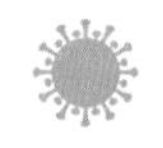
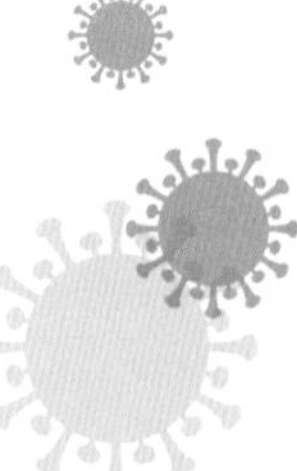

海參瑤柱豆腐羹

（2人量）

材料：海參1條、江瑤柱50克、滑豆腐2塊。

製法：材料洗淨，江瑤柱用溫水浸軟掰絲，浸過瑤柱的水留用，海參浸發後除去內臟，切成小條狀，滑豆腐切小塊，用浸過瑤柱的水再加水至4碗，煲海參10分鐘，放入滑豆腐及瑤柱煲滾後，撒入胡椒粉及鹽調味即成。

功效：江瑤柱味甘咸，性平；海參味咸，性溫；均補腎益精，兩者都有滋陰功效，可用於虛勞羸瘦，眩暈盜汗，豆腐（味甘性涼）為黃豆製品，能健脾利濕、清熱解毒；諸品相配補腎益精、滋陰潤燥斂汗。

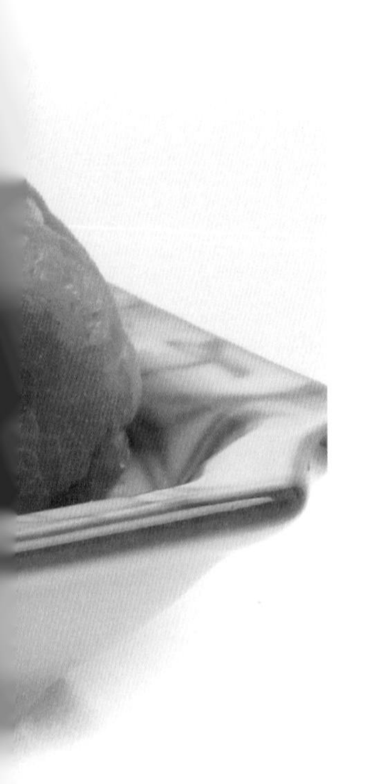

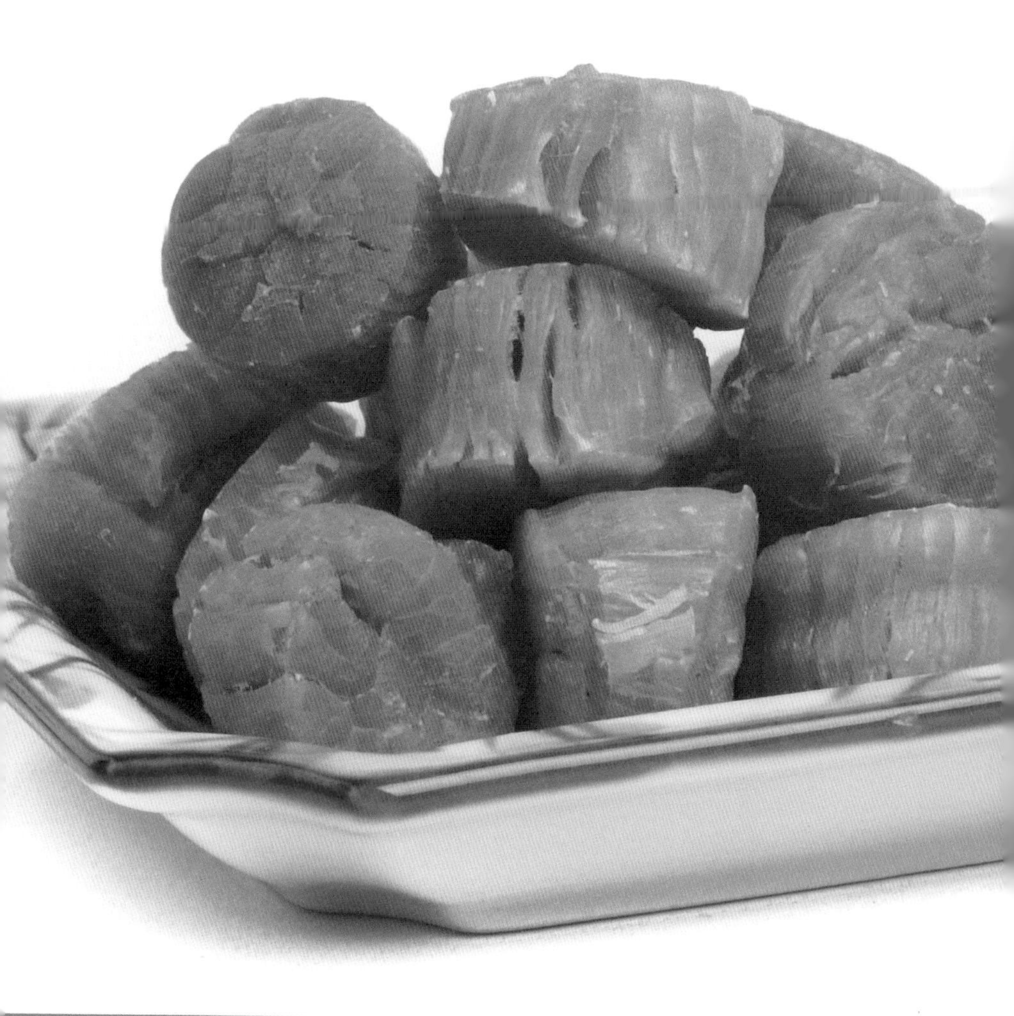

江瑤柱

新冠肺炎之化驗檢測

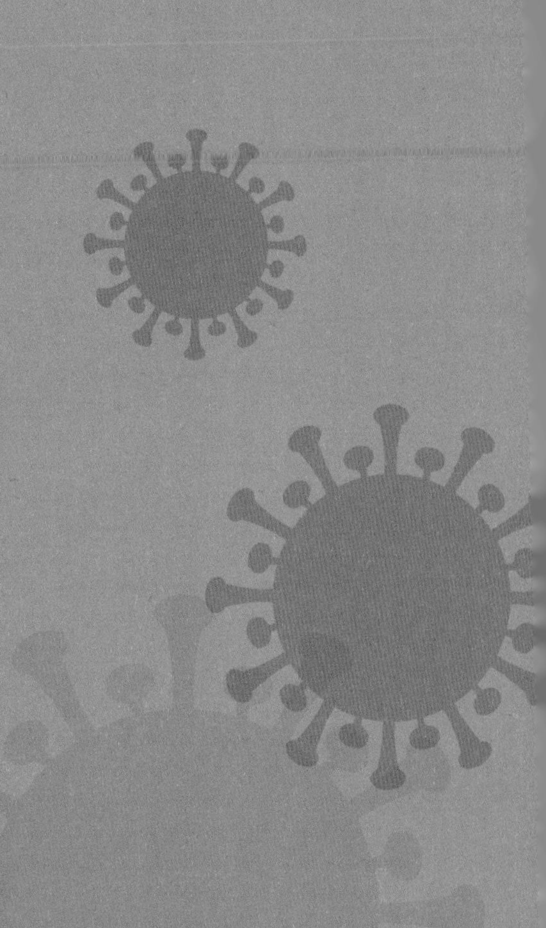

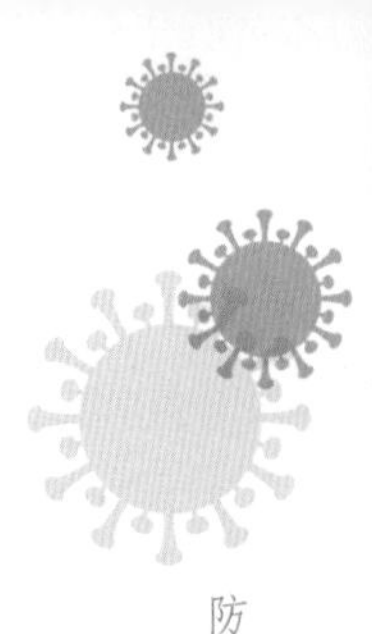

二〇二〇年九月，全球正面對新冠肺炎日益嚴峻的威脅，現已確知這病是由一種名為嚴重急性呼吸系統綜合症冠狀病毒二（severe acute respiratory syndrome coronavirus 2，或 SARS-CoV-2）的新病原體（下稱新冠病毒）引起。為了能夠對新受感染者做到早期確診及對已確診者作療效評估，對此病毒進行準確的化驗測試至關重要。快速而準確的測試結果能促使病人得到及時的治療，亦有助降低其他人受感染的機會。如測試結果出現假陰性，便會漏診已受感染的病人而引發傳播危機。同樣地，如測試結果出現假陽性，可能令懷疑患者接受不必要的治療及精神創傷，因此，有關測試必須準確、快捷、容易操作，並有足夠的供應。

本港二〇二〇年五、六月間新冠疫情曾一度受控，香港政府與廣東省和澳門當時正研究「健康碼」互認制度，作為有限度開通三地口岸，以方便有公務、商務及特別需要的人士可來往上述地方而不必強制隔離。根據互認制度，持有由指定醫療機構於七天內發出的新冠病毒核酸檢測陰性結果證明的人士，可取得健康碼在入境時獲豁免接受強制檢疫。為配合上述互認檢測安排，香港政府一直鼓勵及協助本港私營化驗所增加新冠病毒的檢測能力。豈料就在港澳密鑼緊鼓籌備上述計劃之際，香港於七月中不幸地再爆發第三波疫情，社區出現不少源頭不明的感染個案，政府隨即委託符合驗證要求的八間私家醫院和七間私營化驗所檢測新冠病毒核酸，以期找出部份潛伏於社區的隱型帶菌者。在這樣的背景下，筆者覺得市民如能對檢測方法、技術要求和結果的臨床意義有基本的認識，對自身，甚至整體社會的預防意識，必定有所提升。

新冠病毒屬 RNA（核糖核酸）病毒，現已有不同的免疫學（抗體和抗原）和核酸測試方法，被認可的方法是病毒核酸測試，主要是探測呼吸道的分泌物（如鼻腔拭子刮取物或深喉唾液樣本）中是否含有新冠病毒核酸，主要是作為診斷急性感染之用。測試結果可於最短時間內（如少至兩小時）獲知，但大多

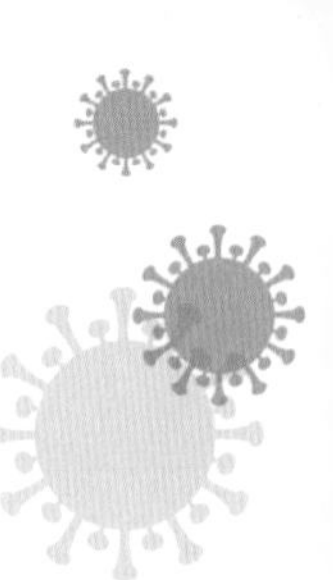

數樣本於一至兩日內有結果。

最好和最準確 RNA 測試的方法是逆轉錄聚合酶鏈式反應（RT-PCR）技術，是一種靈敏性極高的分子遺傳學技術，原理是新冠病毒的 RNA 在聚合酶的作用下可以不斷複製很多次，直至 RNA 的量增加到足夠水平便可進行分析。由於靈敏度極高，如果受到標本以外的相同基因物質污染，便很容易出現假陽性，所以操作程序必須在嚴格控制的獨立環境下進行。有時為了爭取盡快得知測試結果，便要採用比傳統 RT-PCR 更快捷的實時 PCR 技術（Real time RT-PCR）。

當人體受到新冠病毒感染後會產生抗體，稱為應答反應。參與應答反應的主要為 IgM 及 IgG 免疫球蛋白（即抗體），通過血清免疫學技術，可測試到相關抗體，病人可能已有症狀，亦未必出現症狀，所以抗體測試的結果有助了解受測試者曾否受新冠病毒感染，不過卻未能以此診斷患者病情是否處於活躍階段。一般而言，患者受感染後七天左右血液中的 IgM 會出現並上升，是參與早期免疫應答反應的主要抗體，而 IgG 大概在十至十四天後才出現並上升。如患者出現病徵而血清 IgM 上升，可確診為急性反應。但病人受感染後，最初七天可能有空窗期，身體還未出現足夠濃度的 IgM，這時檢測結果很大機會是陰性，即假陰性。另一方面，新冠肺炎感染的應答反應異乎尋常，因為 IgM 及 IgG 會於感染二至三週內幾乎同時上升，所以通常會同時檢測 IgM 及 IgG。目前醫學界並不建議用抗體測試作為急性感染的依據。在患者早期並無明顯病徵的情況下，血清抗體測試可配合病毒核酸測試以支持臨床診斷。此外，如懷疑確診者有可能出現感染後症候群（如兒童患者的多系統發炎症候群），便可以採用血清抗體測試跟進病情。另一方面，血清抗體測試在了解病毒在社區散播的傳播動態和途徑，以及辨識高危群組等兩方面都扮演重要角色，它與直接測試病毒核酸或抗原的化驗主要不同之處，是它有助識別曾經受感染人士（就算

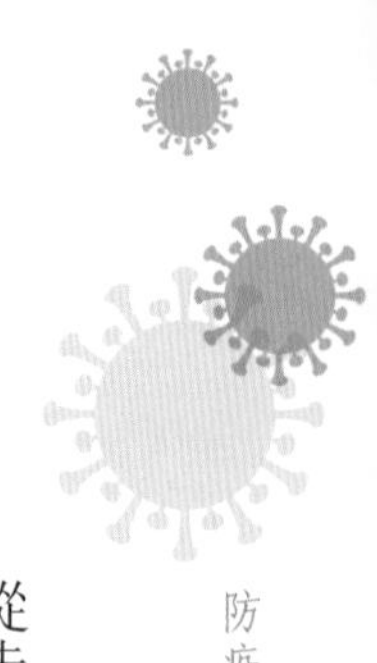

從未出現病徵）。此外，抗體測試在研發疫苗方面也發揮重要作用。

免疫測試亦可量度存在於呼吸道樣本的新冠病毒蛋白質。病毒的核酸核心外有一層蛋白質圍繞，形成殼體，它不僅保護病毒的遺傳物質，也參與病毒的感染過程，這些蛋白質就是病毒抗原，可作為免疫測試的目標，但要先有相關抗體才可發展測試方法。由於受感染者的標本中含病毒量可能有很大的差異，如果病毒抗原的含量不足，很有可能出現假陰性，所以這類測試並不普遍。

還有一個實驗室培養病毒的方法，需時多天，主要用作分離新冠病毒作鑑定及分析研究，但不建議用作診斷用途。目前新冠病毒疫情仍然嚴峻，盡早找出確診個案對防止社區傳播十分重要。不同的化驗方法有助提供更快而準的測試結果，大家亦有需要了解於適當時間提供適當標本的重要性。現時 **RT-PCR** 仍是測試新冠肺炎的首選方法，有助確診新近感染；而免疫抗體測試可顯示患者曾受感染，或接受疫苗注射後產生免疫力，並有助了解該病毒在全球社區傳播的情況。

預防勝於治療，中醫認為「正氣存內，邪不可干」，要預防生病，先要鞏固和提升自身的抗病能力，在新冠肺炎疫情仍然持續下，食療調理會是一個簡便可行的方法。

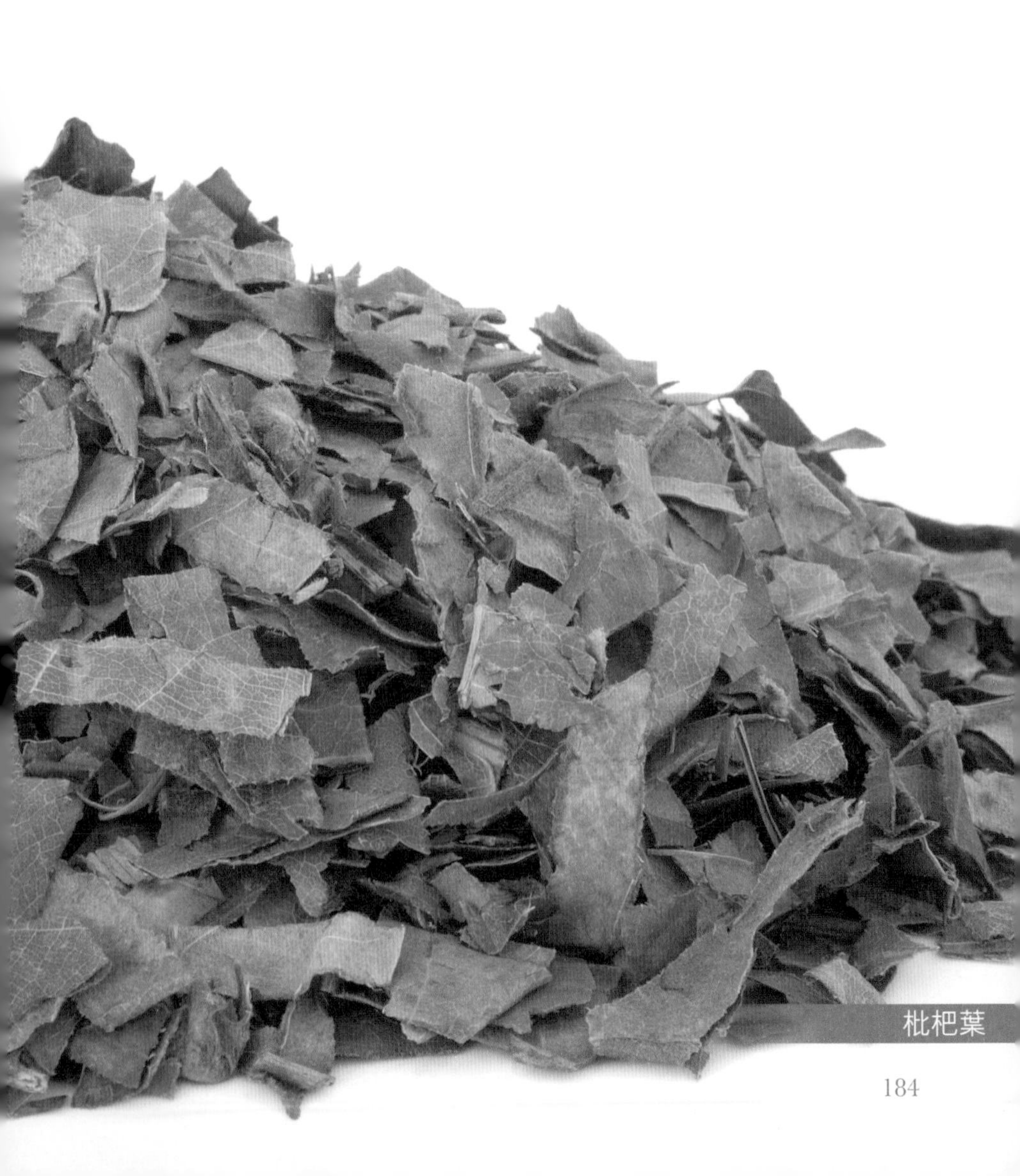
枇杷葉

健脾潤肺湯

（1人量）

材料：南薯30克、枇杷葉15克（包煎）、川貝10克、北杏10克、雪梨1個、蜜棗2枚。

製法：洗淨材料，雪梨削皮去心，皮留用，肉切塊；加清水6碗煎1小時即成，可翻煎1次。

功效：健脾潤肺，清熱化痰，可每週飲2至3次。本湯水有增強上呼吸道的防禦能力。

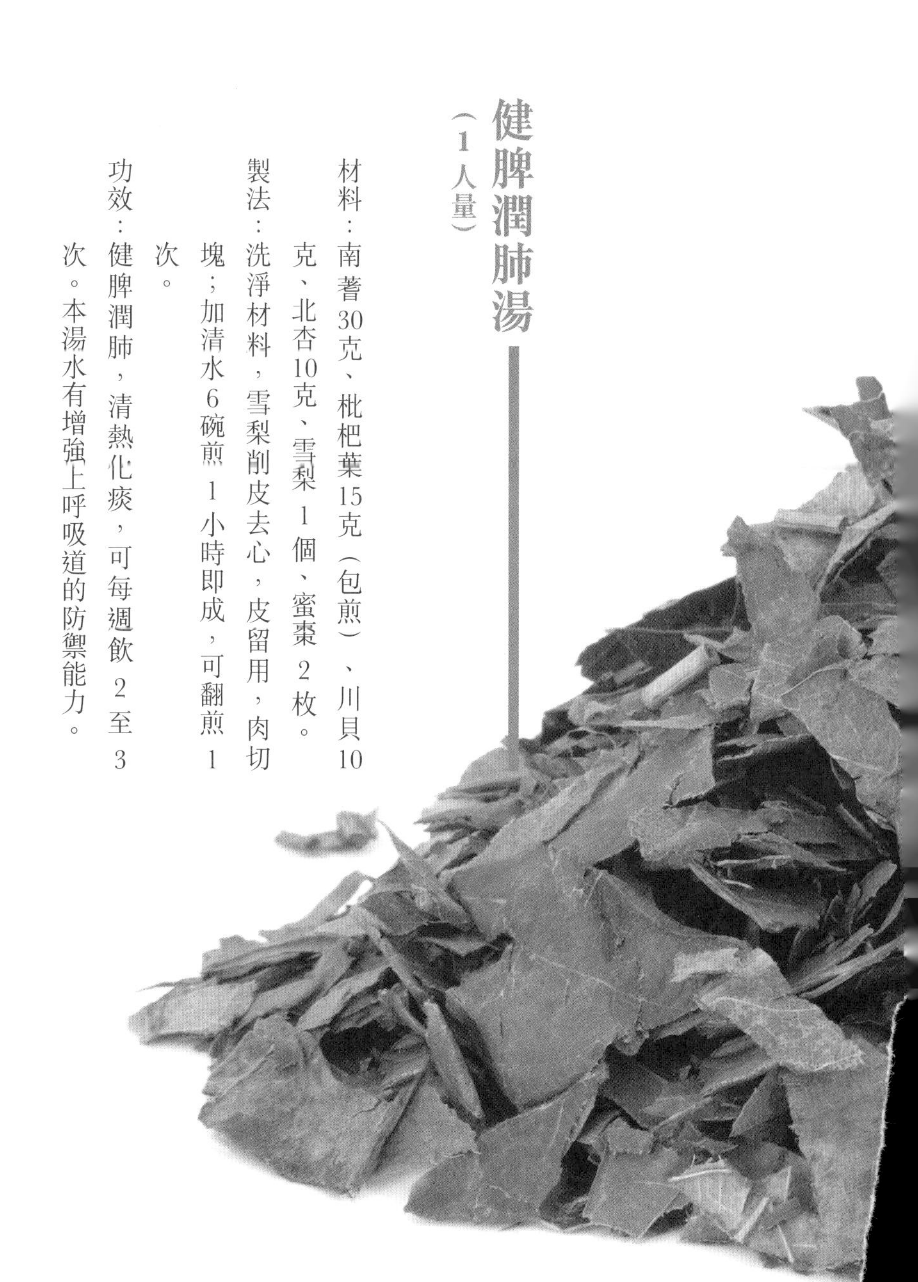

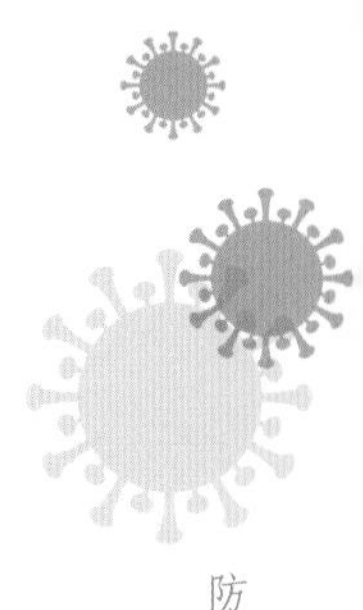

【主要參考文獻】

裘沛然主編：《中國中醫獨特療法大全》，文匯出版社，一九九一。

張伯臾主編：《中醫內科學》，上海科學技術出版社，一九九五。

江蘇省醫學院編：《中藥大辭典》，上海科學技術出版社，二〇〇二。

鄧中甲主編：《方劑學》，中國中醫藥出版社，二〇〇三。

Inhibition of SARS-CoV 3C-like Protease Activity by Theaflavin-3,3-digallate (TF3). Evid Based Complement Alternat Med. 2(2): 209 ~ 215, Jun 2005.

S.H. Chui, S.L. Shek, M.Y. Fong, Y.T. Szeto, K. Chan. A panel study to evaluate quality of life assessments in patients suffering from allergic rhinitis after treatment with a Chinese herbal nasal drop. Phytotherapy Research 24: 609-613, 2010.

陳存仁著：《食療食補全書》，廣西師範大學出版社，二〇一〇。

崔紹漢：〈中醫藥如何預防流感〉，《信報財經月刊》第四五七期，二〇一五。

崔紹漢：〈芳香療法紓壓，安神助眠〉，《信報財經月刊》第五〇九期，二〇一九。

劉良：新型冠狀病毒肺炎死亡屍體系統解剖大體觀察報告，第三十六卷第一期，《法醫學雜誌》，二〇二〇。

Therapeutic and triage strategies for 2019 novel coronavirus disease in fever clinics. The Lancet Respiratory Medicine Vol. 8, Issue 3, E11 ~ E12, March 2020.

The potential chemical structure of anti-SARS-CoV-2 RNA-dependent RNA polymerase. Journal of Medical Virology, 92(6):693 ~ 697, Jun 2020.

Lianhuaqingwen exerts anti-viral and anti-inflammatory activity against novel coronavirus (SARS-CoV-2). Pharmacological Research, Volume 156, June 2020.

Jitendra Prasad Mathuria, et al. Laboratory diagnosis of SARS-CoV-2 A review of current methods. Journal of Infection and Public Health, 13:901 ~ 905, 2020.

Centers of Disease Control and Prevention. Overview of Testing for SARS-CoV-2. Updated 2 July 2020..

崔紹漢著：《廿四節氣論養生》，天地圖書出版，二〇二〇。

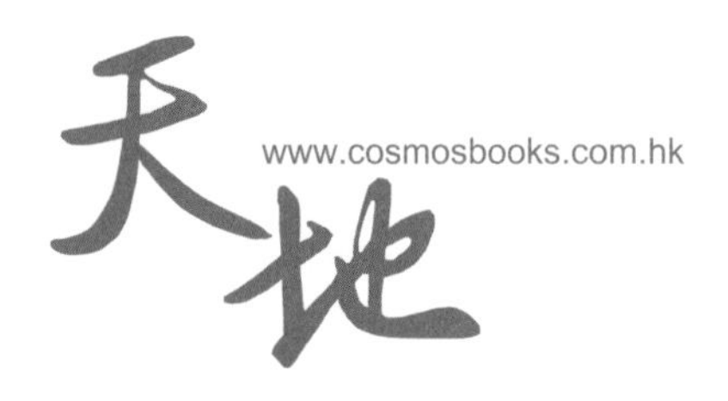

書　　名　防疫抗病保健方
作　　者　崔紹漢
責任編輯　王穎嫻
美術編輯　郭志民
出　　版　天地圖書有限公司
黃竹坑道46號新興工業大廈11樓
電話：2528 3671　傳真：2865 2609
香港灣仔莊士敦道30號地庫（門市部）
電話：2865 0708　傳真：2861 1541
印　　刷　亨泰印刷有限公司
柴灣利眾街德景工業大廈10字樓
電話：2896 3687　傳真：2558 1902
發　　行　香港聯合書刊物流有限公司
香港新界荃灣德士古道220-248號荃灣工業中心16樓
電話：2150 2100　傳真：2407 3062
出版日期　2020年12月 / 初版・香港

ISBN 978-988-8549-37-5

體質與身體狀況因人而異，本書提及之方藥及治療方法，並不一定適合每一個人。
讀者如有疑問，宜諮詢註冊中醫師。